安全用药科普丛书

抗凝用药小课堂

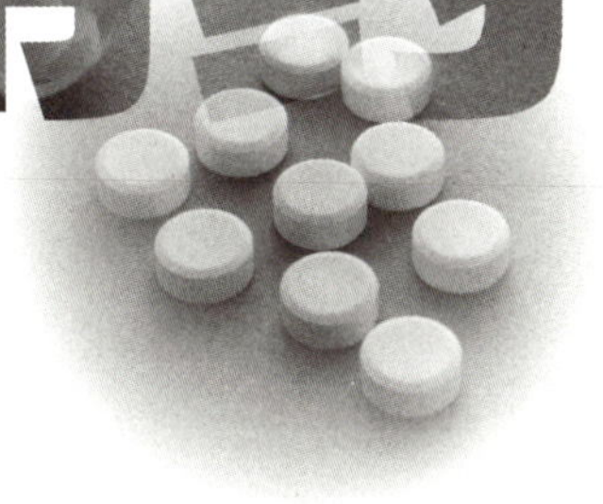

丛书主编　石学敏　赵振宇
主　编　宋玮

天津出版传媒集团
天津科技翻译出版有限公司

图书在版编目(CIP)数据

抗凝用药小课堂 / 宋玮主编. — 天津 : 天津科技翻译出版有限公司, 2023.5(2025.1 重印)
(安全用药科普丛书 / 石学敏, 赵振宇主编)
ISBN 978-7-5433-4344-3

Ⅰ. ①抗… Ⅱ. ①宋… Ⅲ. ①抗凝血药–用药法 Ⅳ. ①R452

中国国家版本馆 CIP 数据核字(2023)第 063200 号

抗凝用药小课堂
KANGNING YONGYAO XIAOKETANG

出　　版: 天津科技翻译出版有限公司
出 版 人: 方　艳
地　　址: 天津市和平区西康路 35 号
邮政编码: 300051
电　　话: 022-87894896
传　　真: 022-87893237
网　　址: www.tsttpc.com
印　　刷: 高教社(天津)印务有限公司
发　　行: 全国新华书店
版本记录: 710mm×1000mm　16 开本　6.5 印张　120 千字
2023 年 5 月第 1 版　2025 年 1 月第 2 次印刷
定价:32.00 元

丛书编委会

本书编委会

主　编

宋　玮

编　者（按姓氏汉语拼音排序）

李　倩　宋　玮　谭晓旭　王　玮　许建春　张　颖　赵芙蓉

丛书前言

《“健康中国2030”规划纲要》强调：“健康是促进人的全面发展的必然要求，是经济社会发展的基础条件。实现国民健康长寿，是国家富强、民族振兴的重要标志，也是全国各族人民的共同愿望。”为满足国民主动汲取健康知识的需求，引导公众树立科学的健康理念和疾病防治意识，我们与多家医院的专家们几经探讨交流，最终，在天津市药学会药学服务专业委员会的大力支持下，我们牵头编写了这套“安全用药科普丛书”，力求为全民健康贡献一套规范用药的教育和科普指南。

本套丛书选取大众生活中影响最广的常见病进行用药科普释疑，采用问答的形式，图文并茂，内容丰富，深入浅出，让读者理解药物的选择，以及掌握长期服药期间的各种注意事项和生活方式的调整方法。本套丛书不仅适合普通患者及其家属阅读，对于相关医务人员也有一定的参考价值。

此次编写科普丛书，我们深感意义重大。我们希望能够积极参与医学知识普及工作，并用最朴实、通俗的语言，尽最大的努力，让广大读者掌握科学用药的知识。在编写过程中，我们认真撰写，紧扣与大众日常生活关系最密切的问题，用心斟酌语言，力求让广大患者在病情的防治和合理用药知识方面有所收获，重回健康生活，共享美好未来。

我们相信，本套丛书的出版，有助于促进公众健康素养的稳步提高，为推进“健康中国”建设出一份力。

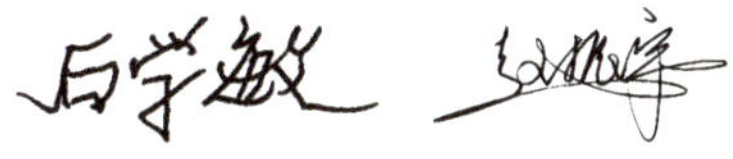

前 言

血栓栓塞性疾病在临床中所涉及的相关疾病范围十分广泛，如心房颤动、瓣膜性心脏病、深静脉血栓、肺血栓栓塞症、深静脉血栓栓塞症等。随着社会发展和人口老龄化进程，血栓栓塞性疾病的发病率居高不下，危害着人们的健康和生命，致使其越来越受到关注，已成为相关领域研究的重点和热点。抗凝治疗是预防和治疗血栓栓塞性疾病必不可少的治疗手段之一，其重要性不言而喻。然而，在血栓栓塞性疾病的治疗过程中，人们发现合理的抗凝治疗不仅能保证疗效、促进患者早日康复，还能降低并发症的发生率；而不合理的抗凝治疗不仅不能达到预期的疗效，还可能出现出血等不良反应，甚至危及患者的生命安全。正因如此，抗凝用药相对于其他疾病的用药，具有其自身的特殊性。

临床上用于治疗血栓栓塞性疾病的抗凝药物种类繁多，随着当前抗凝治疗不断地深入推广，尤其是近年来新型口服抗凝药的问世，使得选择接受抗凝药物治疗的患者人数显著增加，抗凝药物的使用人群范围越来越广泛。本书以国内外权威诊疗指南、说明书作为依据，从中提炼抗凝药物治疗中的关键知识点，为了方便读者阅读和理解，采用通俗的语言编写而成，突出内容的科普性，配以彩色图表，以简明易懂的形式呈现给读者。

非常感谢石学敏院士和天津医科大学朱宪彝纪念医院药剂科的赵振宇主任决定主编这套“安全用药科普丛书”，使我们有幸参与这本抗凝用药科普图书的编写工作。由于能力水平和经验所限，本书仅供参考，同时敬请广大读者和同道不吝赐教，多提宝贵意见，让我们共同努力，提高临床抗凝治疗的合理性，在为患者用药安全的保驾护航中，承担起药师肩负的责任。

宋玮

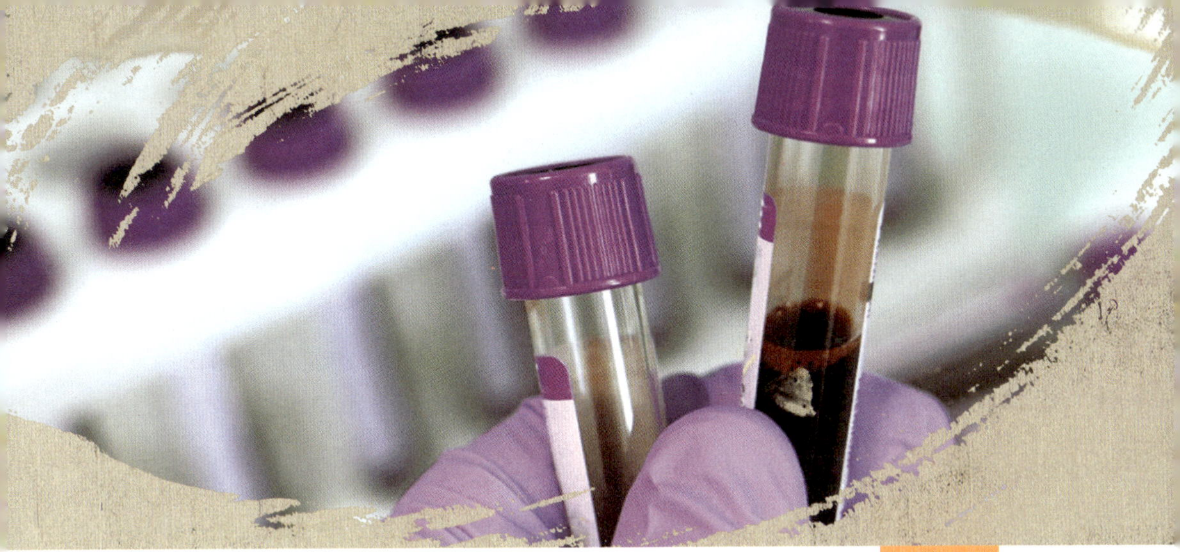

目录

第一章 抗凝概述

第二章 临床常用抗凝药物介绍

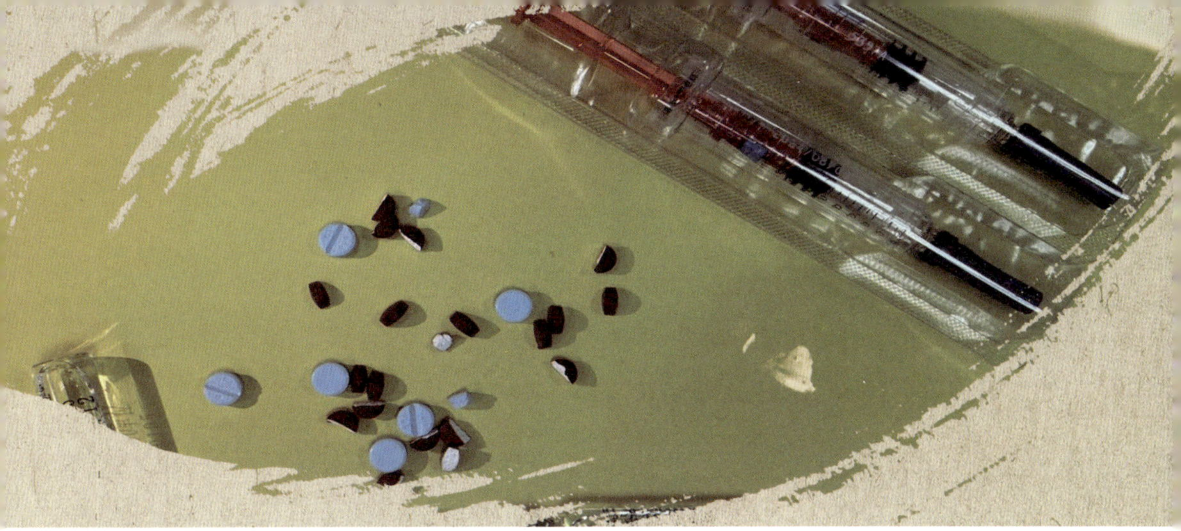

第一章　抗凝概述

什么是抗凝?

正常情况下,我们血管内的血液能够保持流体状态,不发生凝固,血液从流动的液体状态变成不能流动的胶冻状凝块的过程,称为血液凝固。这是由凝血因子参与的一系列蛋白质有限水解的过程。血液凝固的关键过程是血浆中的纤维蛋白原转变为不溶的纤维蛋白。纤维蛋白交织成网,将很多血细胞网罗其中,形成血凝块。在血液凝固过程后1~2个小时,血凝块在血小板的作用下发生收缩,并析出淡黄色的液体,即血清。与血浆相比,血清缺乏纤维蛋白原和少量参与血凝的其他血浆蛋白质,又增添了少量血凝时由血小板释放出来的物质。

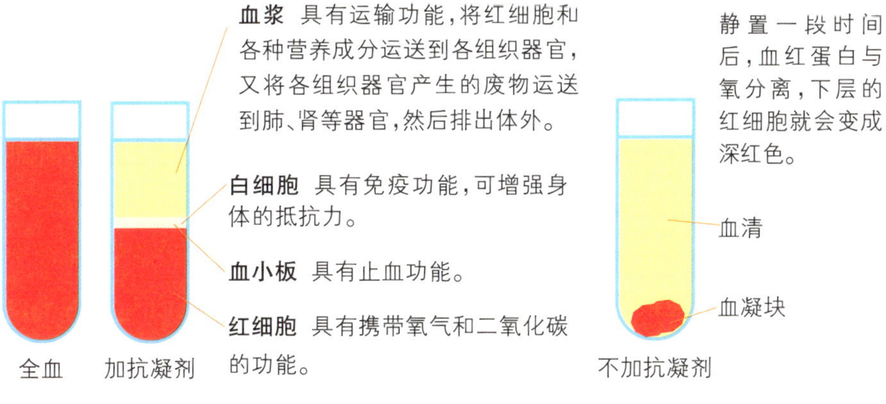

抗凝

应用物理或化学的方法,除去或抑制血液中的某些凝血因子,阻止血液凝固,称为抗凝。

抗凝剂

能够阻止血液凝固的化学试剂或物质,称为抗凝剂或抗凝物质。通过影响凝血过程中的某些凝血因子而阻止凝血的药物,叫作抗凝药物。如肝素,它是一种直链负离子硫酸氨基多糖,主要由肥大细胞产生,它与抗凝血酶Ⅲ结合,可使后者与凝血酶的亲和力增强约100倍,使两者结合得更快、更稳定,使凝血酶立即失活。此外,肝素还能抑制凝血酶原被激活,阻止血小板的黏着、聚集、释放反应,促使血管内皮细胞释放凝血抑制物和纤溶酶原激活物。

促凝

促凝是帮助血液快速凝固的过程。

促凝剂

促凝剂是帮助血液快速凝固,以使血清快速析出的物质,其成分一般为胶类物质。

■ 哪些因素使血液保持着正常流动?

正常状态下,血液在血管内顺畅地流动,既不会发生出血,也不会形成血栓,主要由两个方面的因素决定:一方面为血管的内表面覆盖着一层内皮细胞,内皮细胞有内分泌功能,所分泌的物质可以调节凝血和抗凝血(纤维蛋白溶解)系统;另一方面有赖于人体内凝血和抗凝血系统的相互平衡、相互制约。凝血系统和抗凝血系统相互拮抗。在正常的生理状态下,血液中的凝血因子不断地被激活,从而产生凝血酶,形成微量纤维蛋白,沉着于血管内膜上,但这些微量的纤维蛋白又不断被激活的纤维蛋白溶解系统所溶解，同时，被激活的凝血因子也不断地被单核吞噬细胞系统所吞噬。上述凝血系统和抗凝血（纤维蛋白溶解）系统的动态平衡，既保证了血液有潜在的可凝固性，又保证了血液的流体状态。

哪些患者需要接受抗凝治疗?

抗凝治疗是防治血栓形成的治疗方法。正常情况下，血液在一定的压力下不停地循环，并且人体内有生理的抗凝作用，所以血液不会在血管内自行凝固。当血管壁损伤、血流缓慢或瘀滞、血液成分改变或生理抗凝机制改变时，会引起血液凝固，导致血栓形成而阻塞血流，这时就需要进行抗凝治疗。在血栓形成的过程中，凝血因子的过度活化、人体抗凝机制的削弱显然发挥了重要作用。

有针对性地用药物阻断血栓形成过程中的凝血因子活化，这一环节就是抗凝治疗。一般来说，进行抗凝治疗的人群有以下几类：①需要防治血栓栓塞形成的患者，如心房颤动患者。心房颤动患者发生的血栓栓塞可能包括脑栓塞、四肢动脉的栓塞和其他内脏的栓塞，一旦发生，可能对患者造成严重的影响，因此，具有较高的栓塞风险，也就是CHA_2DS_2-VASc评分≥2分的患者，就需要接受抗凝治疗。②血流动力学稳定的肺栓塞患者。所谓血流动力学稳定，就是血压、体温、心率都比较平稳。这类患者属于低危患者，需要进行积极的抗凝血治疗。③骨科髋关节固定术患者、人工置换心脏瓣膜手术患者。这两类患者由于体内存在异物植入，血液在接触异常表面时，会自然凝固，为防止血液接触人工瓣膜后凝固，形成血栓，需要对凝血功能加以抑制，给予抗凝治疗。④其他临床需要抗凝治疗的患者。

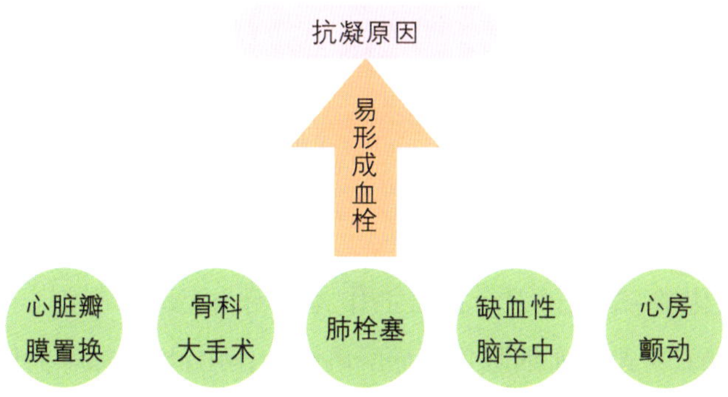

抗凝与抗血小板聚集有什么区别?

通过抗凝治疗和(或)抗血小板聚集可以减少血栓形成。抗凝和抗血小板聚集的目的均是减少血栓形成,只是作用靶点不同。

抗凝

血液凝固的主要原因之一是血流缓慢,比如长期卧床的患者或心房颤动患者,临床治疗这些患者多采用抗凝药物。通过应用抗凝药物,减少内源性和外源性凝血途径,减少纤维蛋白血栓形成的过程,以阻止血液凝固。常用的抗凝药物有华法林、利伐沙班等。静脉系统血栓的药物治疗以抗凝为主。

抗血小板聚集

血小板在凝血过程的启动和血凝块的发展中起着非常重要的作用。当动脉内膜斑块破裂或者人体出现伤口时,血小板被激活,之后诱发凝血过程。血小板具有黏附、聚集与分泌功能。激活的血小板参与止血、血栓形成和动脉粥样硬化的形成。因为血小板在动脉血中的密度比在静脉血中的密度大,各种化学作用致使血小板非常容易在损伤的内皮上聚集,所以动脉系统最容易发生内皮损伤。抗血小板药物主要通过抑制血栓素 A_2(TXA_2)、干预磷酸二酯酶(ADP)的诱导作用、抑制凝血酶和阻断GPⅡb/Ⅲa受体等药物作用靶点而产生作用,如阿司匹林、氯吡格雷、替罗非班、替格瑞洛等。动脉系统血栓的药物治疗以抗血小板聚集为主。

神秘的生化检验,需要哪些抗凝剂的参与?

生化检验使用的抗凝剂有以下几种。

氟化钠

常用氟化钠-草酸钠混合抗凝剂作为血糖测定的抗凝剂。氟化钠可以抑制烯醇化酶,可避免血细胞葡萄糖酵解酶的作用,延长标本的保存时间。

草酸盐

常用的有草酸钠、草酸钾、草酸铵，可与血中钙离子生成草酸钙沉淀，使钙离子失去凝血作用，从而阻止血液凝固。常用于尿素、肌酐、纤维蛋白原等的测定，不能用于钾离子、钙离子等的测定，对乳酸脱氢酶(LDH)、丙酮酸激酶、碱性磷酸酶(AKP)和淀粉酶有抑制作用。

乙二胺四乙酸(EDTA)

乙二胺四乙酸是临床检验工作中最常用和最重要的抗凝剂和试剂之一，其机制是通过与水相中的钙离子形成稳定的螯合物，从而阻止血液凝固。乙二胺四乙酸的盐类有钾、钠、锂盐，均溶于水，钾盐比钠盐溶解度大，全血细胞计数最好使用乙二胺四乙酸的钾盐。乙二胺四乙酸能影响某些酶的活性和抑制红斑狼疮因子，故不适于制作组化染色和检查红斑狼疮细胞的血涂片。乙二胺四乙酸还会影响血小板聚集和白细胞吞噬功能，也不适于做止血检验和血小板功能检验。

肝素

肝素是血液化学成分测定中最好的抗凝剂。它是一种含硫酸基团的黏多糖，分子量为1.5万，其抗凝机制是与抗凝酶Ⅱ一起，在低浓度下能抑制凝血因子Ⅸa、Ⅷ和PF_3之间的作用，并能加强抗凝血酶Ⅲ灭活丝氨酸蛋白酶，从而阻止凝血酶形成，还有抑制凝血酶的自我催化及抑制凝血因子X的作用。肝素的盐类有钠、锂、铵盐。通常用肝素抗凝的剂量是10.0~12.5IU/mL血液。

枸橼酸盐

常用的有枸橼酸钠，可与血中钙离子形成可溶性螯合物，从而阻止血液凝固，主要用于止血检验及血沉的测定。因其毒性小，也用于输血保养液中。对于用其监测口服华法林等抗凝剂治疗的患者，测定所用的枸橼酸钠浓度（3.2%或3.8%）不应随意改变，因为可能影响到国际标准化比值（INR）。一般用浓度0.129mol/L的枸橼酸钠比用浓度0.109mol/L时的INR值要高一些。另外，对不同来源的凝血活酶试剂，对同一例正常人或患者血浆的凝固时间可以相差很大。

使用抗凝药物治疗之后，为什么还需要进行监测？

临床上常用的抗凝药物包括普通肝素、低分子肝素、华法林和新型口服抗凝药等，这些药物的临床价值已得到临床试验的验证。然而，由于抗凝药物也存在一定的出血风险，在临床应用过程中，需要进行相应的评估和监测，以达到更好的抗凝效果，并减少出血风险。

华法林

华法林在口服后由胃肠道迅速吸收，90分钟后血药浓度达到峰值，生物利用度高，半衰期为36~42小时，安全性和有效性与药物的剂量相关。可利用凝血酶原时间的INR监测华法林。由于华法林起效慢，在口服初期（第1~2天），INR的变化不明显；在第3~5天，INR显著增高。在华法林给药初期，患者需要重叠使用肝素或低分子肝素5天，直至INR延长至有效的治疗范围。

普通肝素（UFH）

▶ **活化部分凝血活酶时间（APTT）监测：**应用小剂量普通肝素时，在不同个体或疾病阶段时的生物利用度有差异显著，甚至无法达到预期的抗凝效果，活化部分凝血活酶时间的可靠性不足。应用大剂量普通肝素时，普通肝素超出活化部分凝血活酶时间监测的线性范围，用激活凝血时间（ACT）进行监测。应用中等剂量普通肝素时，通常用活化部分凝血活酶时间进行监测。由于不同检测系统的活化部分凝血活酶时间参考值并不相同，因此，连续监测时应尽量统一活化部分凝血活酶时间的数据来源。普通肝素的治疗水平应维持在基线值的1.5~2.5倍。须注意，即使活化部分凝血活酶时间在治疗范围内，也可出现严重的出血。

▶ **静脉给药监测：**在开始治疗后的最初24小时内，每4~6小时监测1次活化部分凝血活酶时间，根据活化部分凝血活酶时间调整剂量，使活化部分凝血活酶时间在24小时内达到并维持于正常值的1.5~2.5倍。达到稳定的治疗水平后，改为每天测定活化部分凝血活酶时间1次。须注意，狼疮抗凝物可干扰依赖磷脂的凝血过程，使活化部分凝血活酶时间假性延长。因此，对于狼疮抗凝物阳性的静脉血栓患者进行抗凝治疗时必须注意。

低分子肝素（LMWH）

低分子肝素与血浆蛋白质的亲和力低于普通肝素，皮下注射损失小，抗凝效果更可预测，半衰期更长。由于低分子肝素经肾脏清除，严重肾功能不全时，应适当减量或禁用。在治疗范围内，低分子肝素的药代动力学与体重相关。

新型口服抗凝药需要监测的特殊情况

新型口服抗凝药需要监测的特殊情况包括可能致命的大出血、硬膜外间隙阻滞麻醉、急性脑卒中患者需要溶栓治疗、使用影响利伐沙班代谢的药物、胃肠道营养吸收不良、急性肾损害、急诊外科手术、药物过量、体重过低或超重、抗凝治疗失败、高龄等。

为什么要做D-二聚体检查?

纤溶酶可分解纤维蛋白原和纤维蛋白，是纤维蛋白溶解的关键酶。因此，纤维蛋白原和纤维蛋白降解产物的测定是纤维蛋白溶解增高（高纤溶状态）的标志性指标。通常，纤维蛋白在凝血因子XⅢa的作用下，交联在血管壁上。这种交联的纤维蛋白在降解时，产生具有特异性的D-二聚体。纤维蛋白降解产物（FDP）是其在纤溶酶分解下的产物，作为一种修复系统，是纤溶系统活动性的指标，具有保持肌体血管及排泄管路通畅的作用。在原发性纤溶亢进的病理情况下，纤维蛋白（原）的降解产物是出血的危险信号。

纤维蛋白降解产物是在纤溶亢进时，纤维蛋白或纤维蛋白原被纤溶酶分解后产生的降解产物的总称。因此，D-二聚体是纤维蛋白降解产物中的一小部分，理论上，其值应小于纤维蛋白降解产物。通常情况下，纤维蛋白与纤维蛋白原相比更容易受到纤溶酶的作用，因此纤维蛋白降解产物大部分是纤维蛋白的降解产物，因此，D-二聚体和纤维蛋白降解产物同时增高最为常见，且纤维蛋白降解产物的数值通常为D-二聚体的5~10倍。若此比例合适，则D-二聚体的升高一般为真性升高（假性升高情况偶有发生）。有时纤维蛋白降解产物升高，但D-二聚体正常或仅轻微升高，是由体内原发性纤溶亢进、纤维蛋白原异常降解所致。但原发性纤溶亢进常见于遗传性纤溶系统缺陷症，因此，在临床上较为罕见。

女性、初发无诱因静脉血栓栓塞患者，3~6个月的规范化抗凝治疗后，停止抗凝1个月，如D-二聚体呈阴性，则近端深静脉血栓或肺栓塞风险较低。D-二聚体可作为确定是否延长抗凝治疗的重要依据。

男性、初发无诱因静脉血栓栓塞患者，抗凝治疗后D-二聚体呈阴性时，不一定提示近端深静脉血栓或肺栓塞复发风险并未显著减弱，D-二聚体水平不是影响或延长抗凝治疗的独立因素（因为男性的静脉血栓栓塞风险是女性的2倍）。

D-二聚体在抗凝治疗中的变化趋势：

1 抗凝治疗时，D-二聚体降低的影响时间与疗效相关。

2 半衰期短的抗凝药物，D-二聚体增高提示抗凝效果差。

3 rt-PA抗凝治疗时，D-二聚体增高的影响时间为2小时。

4 抗凝治疗对陈旧性血栓效果差，特别是部分栓子为陈旧性时。

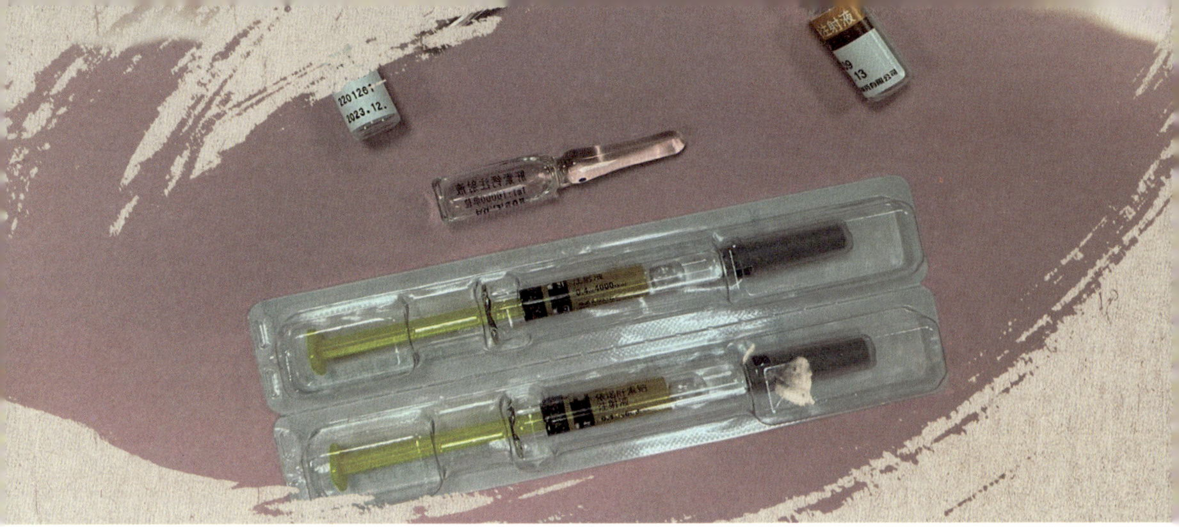

第二章　临床常用抗凝药物介绍

■ 打针！皮下注射抗凝药物有哪些？

目前，临床上可供皮下注射的抗凝药物包括普通肝素、低分子肝素和磺达肝素。低分子肝素是应用最广泛的抗凝药物。磺达肝素是一种新型抗血栓药物，是间接Xa因子抑制剂。临床常用的皮下注射抗凝药物的剂型、名称、制剂性状和规格等见表1。

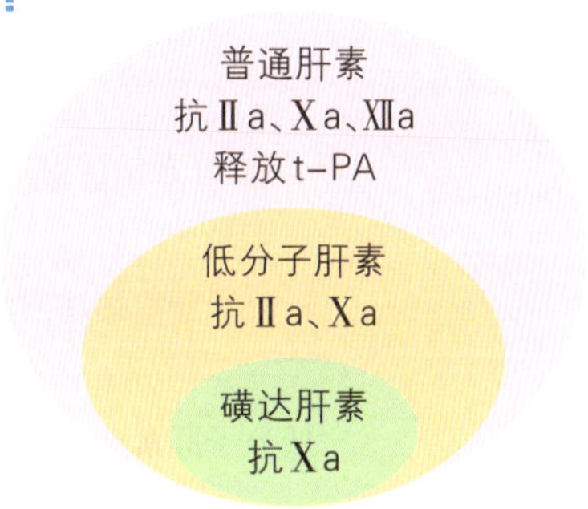

表1　临床常用的皮下注射抗凝药物

剂型	通用名	商品名	制剂性状	规格	刻度	安全套装
预罐式注射器	那屈肝素钙注射液	速碧林	液体	0.3mL: 3075IU	/	有
				0.4mL: 4100IU	有	有
				0.6mL: 6150IU	有	有
		那赛畅	液体	0.4mL: 4100IU	/	/

（待续）

续表

剂型	通用名	商品名	制剂性状	规格	刻度	安全套装
	依诺肝素钠注射液	克赛	液体	0.4mL:4000IU	/	/
				0.6mL:6000IU	有	/
		赛倍畅	液体	0.4mL:4000IU	/	/
		普洛静	液体	0.6mL:6000IU	/	/
	达肝素钠注射液	法安明	液体	0.2mL:2500IU	/	/
				0.2mL:5000IU	/	/
	贝米肝素钠注射液	稀保	液体	0.2mL:2500IU	/	/
	低分子肝素钙注射液	万脉舒	液体	0.4mL:4100IU	/	/
	低分子肝素钠注射液	希弗全	液体	0.4mL:4250IU	/	/
	磺达肝癸钠注射液	安卓	液体	0.5mL:2.5mg	/	有（自动回弹装置）
		泽瑞妥	液体	0.5mL:2.5mg	/	有（自动回弹装置）
液体剂型（安瓿瓶）	低分子肝素钙注射液	博璞青	液体	0.4mL:4000IU	/	/
	低分子肝素钠注射液	吉派林	液体	0.5mL:5000IU	/	/
		齐征	液体	0.4mL:5000IU	/	/
冻干剂型	注射用那屈肝素钙	百力舒	冻干粉	3075IU	/	/
	注射用低分子肝素钙	立迈青	冻干粉	5000IU	/	/

注射抗凝药物的适应证和禁忌证是什么？

注射抗凝药物的适应证

预防静脉血栓栓塞症（VTE）	大手术围术期患者 存在静脉血栓栓塞症中、高风险的卧床患者 高凝状态且物理预防措施无效的患者
静脉血栓栓塞症治疗	深静脉血栓（DVT）伴有肺血栓栓塞症（PTE） 急性周围型深静脉血栓伴有血栓延伸 中央型和混合型深静脉血栓 癌症相关血栓形成 口服抗凝效果欠佳的复发性静脉血栓栓塞症 肝硬化伴门静脉血栓形成 急性脑静脉窦血栓形成 内脏静脉急性血栓形成
其他治疗领域	急性冠脉综合征 弥散性血管内凝血 缺血性脑卒中 糖尿病肾病 由抗磷脂综合征、自身免疫病等因素引起反复自然流产等疾病的抗凝治疗

注射抗凝药物的禁忌证

绝对禁忌证	肝素或其衍生物过敏 严重凝血功能障碍（与肝素治疗无关的弥散性血管内凝血除外） 活动性出血（如脑出血、消化道溃疡出血、术后活动性出血等）或有出血倾向的器官损伤 急性感染性细菌性心内膜炎
相对禁忌证	急性大面积缺血性脑卒中伴或不伴意识障碍 急性肝肾功能不全 难以控制的高血压 同时应用阿司匹林、非甾体抗炎药、右旋糖酐、噻氯匹定、皮质类固醇治疗时，有增加出血的危险

■ 如何给自己打针？临床常用皮下注射抗凝药物的操作流程和步骤是什么？

注射部位

皮下注射部位主要有：

1. 腹壁是国内外公认的皮下注射首选部位。
2. 双侧大腿前外侧上1/3。
3. 双侧臀部外上侧。
4. 上臂外侧中1/3。此处皮下组织较厚，与上臂其他部位相比，肌肉内注射风险较低。

不同注射部位的药液吸收速度不同，依次为腹部>上臂>大腿>臀部。

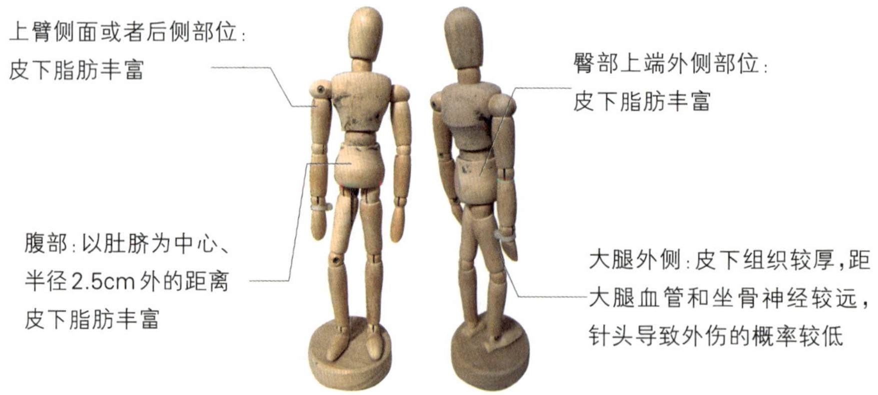

注射体位

腹壁注射的临床常见体位为平卧位、坐位和屈膝仰卧位。腹壁注射时，患者宜取屈膝仰卧位，并放松腹部。

注射部位轮换

有规律地轮换注射部位，避免在同一部位重复注射，两次注射点的间距为2cm以上，可以明显降低局部药液浓度过高引起的出血及注射部位疼痛等不适症状。轮换方法主要分为不同注射部位间轮换和同一注射部位区域内轮换。

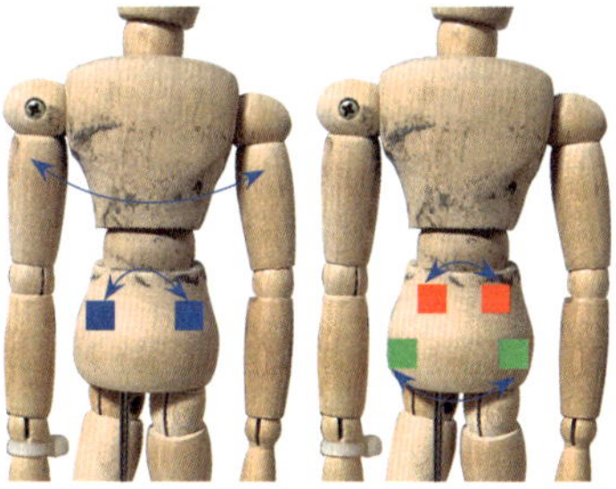

❶左边一周，右边一周，部位对称轮换

❷一次左边，一次右边，部位对称轮换

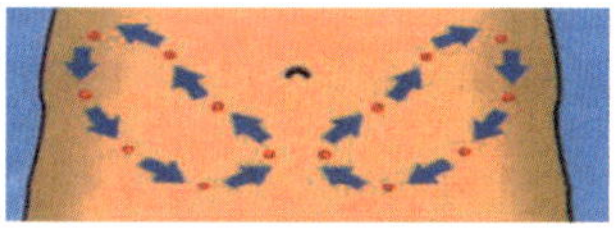

相关注意事项

▶ **注射前是否排气：**抗凝药物注射前排气易导致针尖内药液残留，由于其特有的药理作用，有诱发并加重注射部位皮下出血的可能。

▶ **注射角度：**成年人的皮下组织可因性别、身体部位和体重指数的不同有很大的差异。无论是上臂还是腹壁注射，均建议提捏皮肤穿刺。

▶ **注射前是否抽回血：**注射前无须抽回血。

▶ **注射速度与拔针：**延长皮下注射持续时间可以促进药物吸收，减少皮下出血和皮下硬结的发生，但注射速度过慢则会增加护理工作量，同时也增加了患者的疼痛和焦虑。正确的操作方法是持续均匀地注射10秒，注射后停留10秒，再快速拔针。

▶ **注射后是否按压：**拔针后无须按压。如有穿刺处出血或渗液，则以穿刺点为中心，垂直向下按压3~5分钟。

▶ **注射后是否热敷、理疗：**注射后，注射处禁忌热敷、理疗。

注射抗凝药物会导致全身痒吗？抗凝药物皮下注射的相关并发症及处理对策是什么？

皮下出血

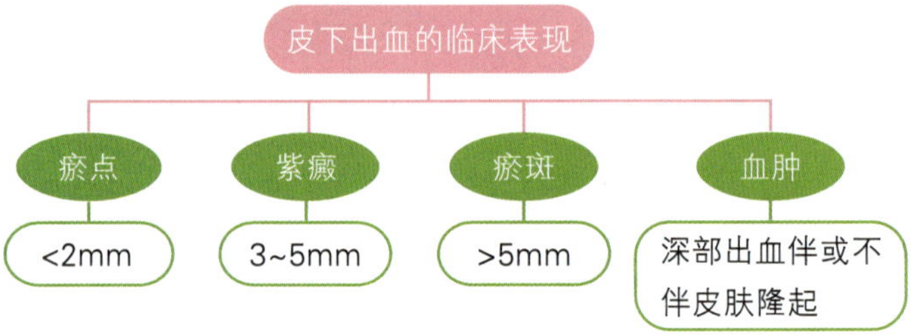

处理对策：临床上可用于治疗皮下瘀斑的药物有硫酸镁湿敷贴、水胶体敷料、云南白药、多磺酸黏多糖乳膏等。

疼痛

处理对策：①用非预灌式注射器注射时，宜选择长度最短、外径最小的针头；②注射时避开毛囊根部；③复合碘棉签消毒，并待完全干后再注射；④针头距离皮肤高度适中，以腕部力量穿刺，进针轻、稳、准。

渗（漏）液

处理对策：①预灌式注射器注射前不排气，推注前确保空气完全在药液上方，药液推注完毕，将0.1mL空气推入注射器针头以排出残余的药液，针头停留10秒后快速拔出；②拔针后，如出现皮肤渗液，则需要适当压迫，压迫力度以皮肤下陷1cm为宜。

过敏反应

过敏原（变应原）可为肝素类制剂或预灌式注射器中的橡胶组件。局部过敏症状主要有皮疹，并伴有瘙痒麻木感。全身性过敏症状较为罕见，低分子肝素的全身反应主要为肝素诱导的血小板减少症（HIT）。

处理对策：①注射前充分评估患者的过敏史，存在肝素类药物过敏或血小板减少症病史者禁用；②注射后发生血小板减少症的患者，可选择阿加曲班等非肝素类抗凝药物，需要停用低分子肝素，并选择替代抗凝药物。

弯针、断针

处理对策：①安慰患者，保持原有体位，防止断针陷入肌肉或深部组织；②避免情急之下采用扣、挤等方法，造成局部组织红肿、破溃，加重取针的难度和局部感染，甚至导致断端针头游走、移位。

肝素诱导的血小板减少症真的这么可怕吗？

肝素诱导的血小板减少症是一种在肝素治疗过程中，由自身抗体介导的严重不良反应。临床表现：血小板计数降低；动静脉血栓，可致残或致死；普通肝素常见；发病率低，临床后果严重。

可用4T评分+血小板减少症抗体检测（混合抗体或特异性抗体）进行诊断。4T评分即血小板减少（Thrombocytopenia）、发病时间（Timing）、血栓形成（Thrombosis）和其他血小板减少症的表现（oTher explanations）。4T评分：0~3分提示低度可能性，发病率<5%；4~5分提示中度可能性，发病率为10%~30%；6~8分提示高度可能性，发病率为30%~80%（表2）。

表2　4T评分系统评价肝素诱导的血小板减少

项目	2分	1分	0分
血小板减少	下降>50%或下降（20~100）×10^9/L	下降30%~50%或下降（10~19）×10^9/L	下降<30%或<10×10^9/L
血小板减少时间	使用肝素第5~10天或≤1天（过去30天内曾经用肝素）	>10天、≤1天或未知（过去30~100天曾经用肝素）	≤1天，最近未使用肝素
血栓及其他后遗症	明确血栓、皮肤坏死或静脉注射肝素后急性系统反应	进展或再发的隐匿性血栓，皮肤红斑病变	无
血小板减少原因	无证据	可能有证据	证据明确

注：4项评分相加，根据积分诊断血小板减少症的可能性。0~3分：轻度怀疑；4~5分：中度怀疑；6~8分：高度怀疑。

对于肝素诱导的血小板减少症患者，如果血小板数目不低于50×10^9/L，而且无明显临床症状，则可以继续应用肝素治疗，一般血小板数目可以自行恢复。当血小板数目$<50\times10^9$/L，或者有血栓形成的表现时，才停用肝素治疗。停用肝素几天内，所有由肝素引起的血小板和凝血的变化均可得到纠正，但是，仍然可以检测到肝素依赖性抗血小板抗体。若发生严重的血小板减少伴随血栓形成，可进行血浆置换，血小板输注无效，甚至可能加重血栓形成，引起类似于血栓性血小板减少性紫癜的症状。血小板减少症的治疗方法为停用肝素，并使用替代抗凝药物。

注射用抗凝药物使用过量时的应对策略是什么?

普通肝素

- 鱼精蛋白1mg/100IU肝素（考虑到普通肝素0.5~1.0小时的半衰期），缓慢静脉输入（不能超过5mg/min）。
- 密切监测活化部分凝血活酶时间。
- 最大剂量50mg，例如，患者在推注5000IU普通肝素后立即出血，则给予50mg鱼精蛋白。患者每小时给予1250IU时出现出血，则给予24mg鱼精蛋白，以逆转最后4小时输注的残留肝素的作用。

低分子肝素（LMWH）

- 如果在给药后8小时内给予，1mg鱼精蛋白/100IU那屈肝素钙，或1mg鱼精蛋白（1mg依诺肝素钠），或1mg/100IU磺达肝素。
- 如果在给药后>8小时给予，0.5mg鱼精蛋白/100IU那屈肝素钙，或0.5mg鱼精蛋白/1mg依诺肝素钠，或0.5mg/100IU磺达肝素。
- 如果在给药后>12小时给予，则根据临床情况（如低分子肝素的剂量、肾功能、出血的严重程度）决定是否有鱼精蛋白用药适应证。
- 鱼精蛋白给药为缓慢静脉输入（不能超过5mg/min）。
- 最大剂量为50mg。

磺达肝素(磺达肝癸钠)

▶ 用重组人Ⅶ因子90μg/kg静脉逆转治疗剂量的磺达肝癸钠的作用。

临床常用的口服抗凝药物有哪些?

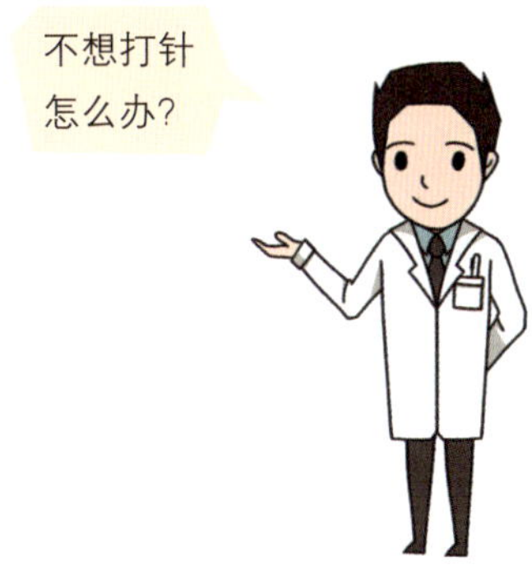

目前,国内上市的口服抗凝药物包括维生素K拮抗剂华法林,以及新型口服抗凝药(NOAC),包括直接Ⅱa因子抑制剂达比加群,直接Xa因子抑制剂利伐沙班、阿哌沙班及艾多沙班等。

华法林通过干扰维生素K代谢,非特异性抑制维生素K依赖性凝血因子Ⅱ(凝血酶原)、Ⅶ、Ⅸ、Ⅹ的肝脏合成而发挥抗凝作用。华法林代谢易受食物、药物等因素的影响,药物起效、失效时间长。个体对华法林的治疗反应与基因型有关。华法林治疗窗口窄,需要频繁监测患者的凝血功能来调整滴定剂量,以最大限度地平衡抗凝效果与出血风险,从而导致患者的服药依从性差。但是,对于特殊类型的患者,如肝肾功能不全或依从性差的患者,可以依据国际标准化比值来调整药物的剂量。

直接Ⅱa因子抑制剂达比加群酯以浓度依赖的方式,强效、可逆,特异性地直接抑制凝血酶活性而发挥抗凝作用。直接Xa因子抑制剂通过抑制各种状态的Xa因子,减少凝血酶的生成,对体内已经存在的凝血酶无干扰作用,因此,对机体正常的生理性止血功能和凝血酶凝血以外的其他功能影响较小。新型口服抗凝药的药代动力学特性更稳定,受药物、食物等因素的影响小,而且起效与失效速度快,无须检查患者的凝血指标来调整剂量,使用更为方便,但是,目前无特效的实验室监测指标。

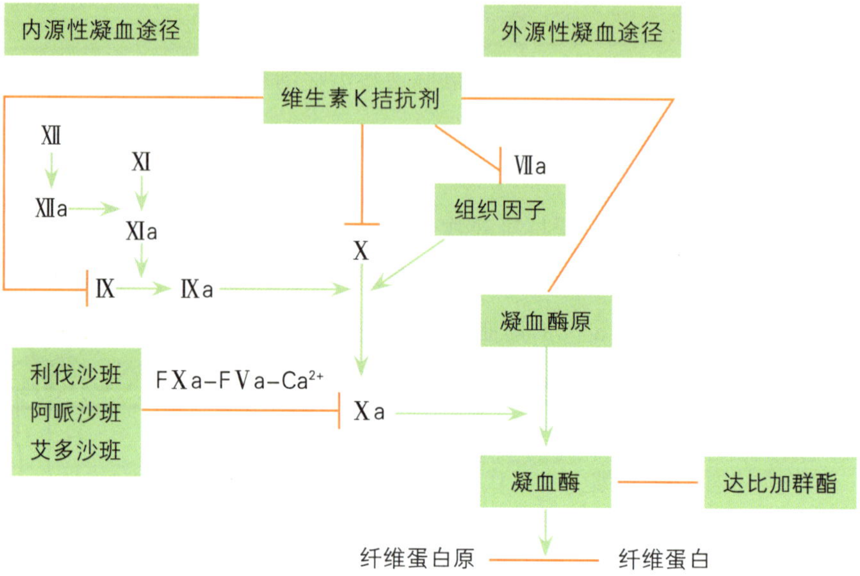

口服抗凝药会有危险吗？应用口服抗凝药时的出血风险如何评估？

抗凝治疗可增加患者的出血性并发症风险，因此，在治疗前及治疗过程中，应注意对患者的出血风险进行评估，并根据评估结果确定相应的治疗方案。目前有多种评估方法应用于临床，其中HAS-BLED评分系统被认为是最为简便可靠的方案，评分为0~2分者属于出血低风险患者，评分≥3分时提示患者出血风险增高。

需要指出的是，出血风险增高者发生血栓栓塞事件的风险往往也增高，这些患者接受抗凝治疗的净获益可能更大，因此，不应将HAS-BLED评分增高视为抗凝治疗的禁忌证。

患者具备抗凝治疗适应证（CHA_2DS_2-VASc评分≥2分），但HAS-BLED评分增高时，需要对其进行更为审慎的获益风险评估，制订适宜的抗凝治疗方案。对于此类患者，应注意筛查，并纠正增加出血风险的可逆性因素。华法林治疗的初始剂量宜更低（1.0~1.5mg/d），对凝血指标的监测频度亦应增加。启动华法林治疗时或调整剂量期间需要每1~2天检测INR，INR达标后每2周检测1次。

抗凝经典药物华法林的临床适应证及服用方法是什么？

华法林是一种香豆素类口服抗凝药物，适用于防治血栓栓塞性疾病，半衰期长，作用时间久。华法林的临床适应证为需要长期持续抗凝的患者，如预防和治疗静脉血栓栓塞症、心脏瓣膜病、非瓣膜病心房颤动、心腔内血栓形成、外科围术期的处理、稳定型冠心病、急性冠脉综合征（ACS）和冠状动脉支架植入术后患者等。

华法林的有效性和安全性同其抗凝效应密切相关，而剂量-效应关系在不同的个体有很大的差异，因此，必须密切监测，防止过量或剂量不足。随着华法林剂量的不同，口服2~7天后将出现抗凝作用。在中国人心房颤动的抗栓研究中，华法林的维持剂量大约在3mg。

1 为了减少过度抗凝的情况，通常不建议给予负荷剂量。治疗不紧急（如慢性心房颤动）而在门诊用药时，由于院外监测不方便，为保证安全性，也不建议给负荷剂量。

2 建议中国人的初始剂量为1~3mg（国内华法林主要的剂型为2.5mg和3mg），可在2~4周后达到目标范围。

3 某些患者，如老年人，以及肝功能受损、充血性心力衰竭和出血高风险患者，初始剂量可适当降低。

4 如果需要快速抗凝，如静脉血栓栓塞症急性期治疗，给予普通肝素或低分子肝素与华法林重叠应用5天以上，即在给予肝素的第一天或第二天给予华法林，并调整剂量，当INR达到目标范围并持续2天以上时，停用普通肝素或低分子肝素。

华法林的那些事儿

共识：华法林可以降低心房颤动患者的脑卒中风险。它能预防脑卒中，使患者充分获益，是中高危患者的首选。

出血风险明显增大，出现牙龈出血、鼻出血，甚至消化道出血、脑出血等严重后果时，需要密切关注病情和监测凝血指标。

必须连续服用5~7日才出现效果，前几日常联用低分子肝素抗凝。

那么问题来了，如何判断是否起效了呢？

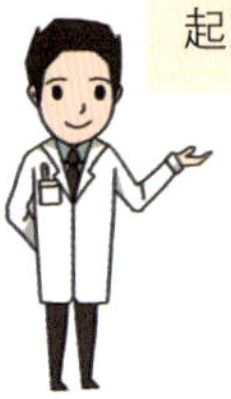

凝血指标——国际标准化比值（INR）——反映凝血时间延长程度的指标。

一般认为，INR在2.0~3.0较安全，抗凝效果好。>3.0时，出血风险明显增加；<2.0时，抗凝强度不够。

服用后需要常抽血检查凝血功能，并且此药受很多因素影响（饮食、其他药物），要经常调整用量，因此，患者的配合至关重要。

1 及时告知医生自己有无出血史，近期有无出血风险。

2 开始服用华法林后，遵医嘱定期抽血检查凝血功能，特别是在开始的3个月，INR波动较大，需要反复调整用药剂量。

3 经过一段时间的治疗，当INR维持平稳后，对一些饮食和药物要提高警惕，因为它们很可能使华法林浓度波动，增加出血风险或降低抗凝强度，如感冒药、消炎止痛药、抗心律失常药、富含维生素K的食物等。

4 若服药期间发生出血，须立即到医院就诊。

建议通过基因多态性检测来帮助进行初始剂量的选择。但基因多态性只能解释30%~60%的华法林个体差异，还需要综合考虑患者的体表面积、肝肾功能和合并用药等因素来选择合适的剂量。如有条件，基因型测定将有助于华法林剂量的调整。

服用华法林引起出血的临床表现及应对措施是什么？

华法林导致出血事件的发生率因治疗人群的差异而不同。出血可以表现为轻微出血和严重出血，轻微出血包括鼻出血、牙龈出血、皮肤黏膜瘀斑、月经过多等；严重出血可表现为肉眼血尿、消化道出血，最严重的可发生颅内出血。

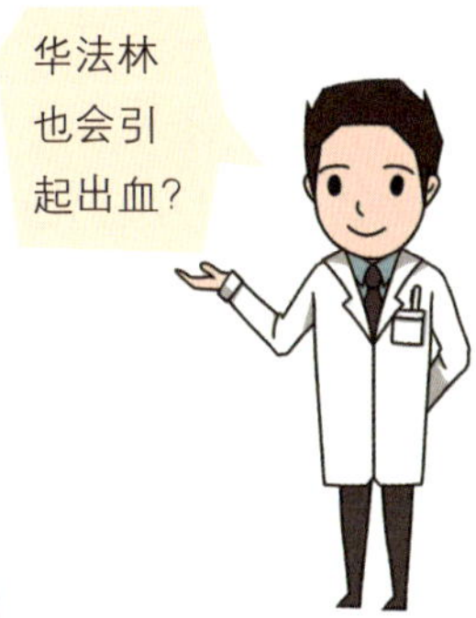

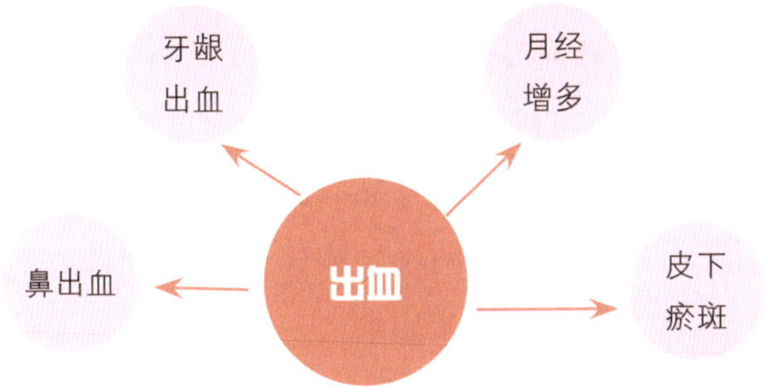

服用华法林患者的出血风险与抗凝强度有关，还与患者为初始用药还是长期抗凝及是否监测凝血有关。此外，与患者相关的最重要的出血危险因素为出血病史、年龄、肿瘤、肝肾功能不全、脑卒中、酗酒、合并用药尤其是抗血小板药物。

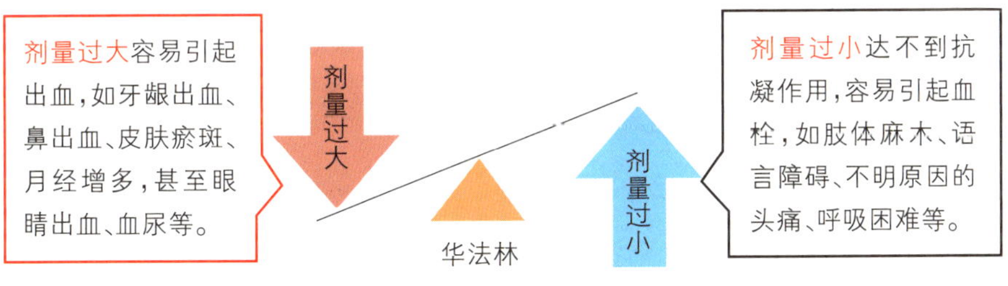

除了出血外，华法林还有罕见的不良反应：急性血栓形成，包括皮肤坏死和肢体坏疽。其通常在用药的第3~8天出现，可能与蛋白C和蛋白S缺乏有关。此外，华法林还能干扰骨蛋白的合成，导致骨质疏松和血管钙化。

影响华法林抗凝作用的相关因素是什么？

华法林是一种双香豆素衍生物，通过抑制维生素K及其2,3-环氧化物（维生素K环氧化物）的相互转化而发挥抗凝作用。华法林是两种不同活性的消旋异构体R型和S型异构体的混合物。

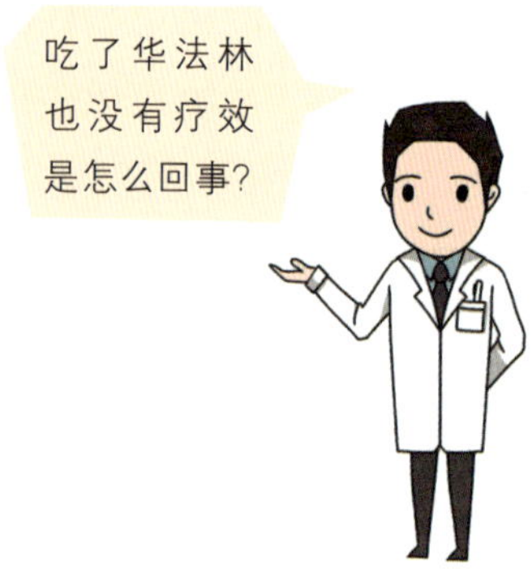

此外，华法林还因可抑制抗凝蛋白调节素C和S的羧化作用而具促凝血作用。华法林经胃肠道迅速吸收，生物利用度高，口服90分钟后血药浓度达到峰值，半衰期为36~42小时，在血液循环中与血浆蛋白结合（主要是白蛋白），在肝脏中两种异构体通过不同的途径代谢。华法林的量效关系受遗传因素和环境因素影响。

遗传因素

达到同一INR水平的白种人和黄种人对华法林的耐受剂量明显不同，主要遗传因素包括：

1. 华法林相关的药物基因多态性。国内外均有大量研究发现，编码细胞色素P450 2C9和VKORC1某些位点的多态性可导致对华法林的需求量减少，还可能与不良反应的增加有关。
2. 华法林的先天性抵抗。华法林先天性抵抗的患者需要高出平均5~20倍的剂量才能达到抗凝疗效，可能与华法林对肝脏受体亲和力的改变有关。
3. 凝血因子的基因突变。

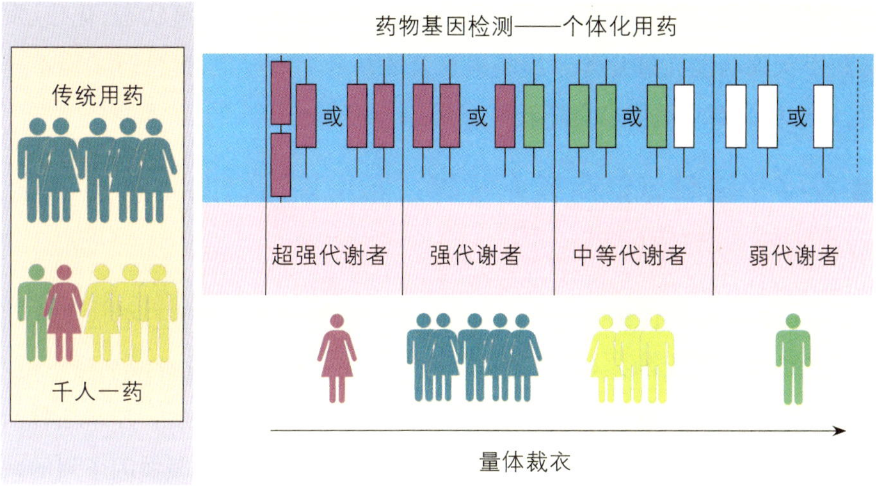

环境因素

药物、饮食、各种疾病状态均可改变华法林的药代动力学。因此，服用华法林的患者在加用或停用任何药物（包括中药）时，应加强监测INR。S型华法林异构体比R型华法林异构体的抗凝效率高5倍，因此，干扰S型华法林异构体代谢的因素更为重要。保泰松、磺吡酮、甲硝唑及磺胺甲氧嘧啶能抑制S型华法林异构体代谢，均可明显增强华法林对凝血酶原时间的作用。而西咪替丁和奥美拉唑抑制R型华法林异构体的清除，仅轻度增强华法林对凝血酶原时间的作用。胺碘酮是R型和S型两种华法林异构体代谢清除的强抑制剂，可以增强华法林的抗凝作用。增强肝脏对华法林清除的药物，如巴比妥、利福平、卡马西平，可抑制其抗凝作用。长期饮酒可增加华法林清除，但是饮用大量的葡萄酒却几乎对患者的凝血酶原时间不产生影响。从饮食中摄入的维生素K是长期服用华法林患者的主要影响因素之一，患者应保持较为稳定的维生素K摄入，发生明显变化时，应该加强监测。

服用华法林的患者，应避免与非甾体抗炎药同时服用，包括环氧合酶-2选择性非甾体抗炎药和某些抗生素；避免与抗血小板药物同时服用，除非获益大于出血危险，如急性冠脉综合征患者，或近期植入支架的患者。

可以影响华法林作用的疾病包括长期腹泻或呕吐、乏氧状态、化疗、发热和甲状腺功能亢进症等。影响最显著的是肝功能异常，慢性肾功能不全时，华法林的需求剂量也会降低。

■ 吃了华法林就能高枕无忧吗？服用华法林期间，患者如何监测国际标准化比值？

华法林的有效性和安全性与其抗凝效应密切相关，而剂量-效应关系在不同的个体有很大的差异，因此必须密切监测，防止服用过量或剂量不足。凝血酶原时间（PT）反映凝血酶原，凝血因子Ⅶ、Ⅹ的抑制程度。在华法林治疗的最初几天内，凝血酶原时间主要反映半衰期为6小时的凝血因子Ⅶ的减少。随后，凝血酶原时间主要反映凝血因子Ⅹ和因子Ⅱ的减少。华法林抗凝强度的评价采用INR，INR是由不同实验室测定的凝血酶原时间经过国际敏感指数（ISI）校正后推算出来的。因此，不同实验室测定的INR可以进行比较。

华法林的最佳抗凝强度为INR2.0~3.0，此时出血和血栓栓塞的危险均最低。不建议低强度INR<2.0的抗凝治疗。对静脉血栓栓塞症和心房颤动患者进行的低强度抗凝与标准强度抗凝相比较的临床随机对照研究很少。大规模的病例对照研究提示INR<2.0时心房颤动并发脑卒中的危险明显增加。本文中除特殊说明，华法林的强度均为INR目标范围2.0~3.0。在治疗过程中，调整剂量应谨慎，频繁调整剂量会使INR产生波动。如果INR连续测得的结果位于目标范围之外，方可开始调整剂量，一次升高或降低无须急于改变剂量而寻找原因。华法林的剂量调整幅度较小时，可以采用计算每周剂量的方法，比调整每日剂量更为精确。INR如超过目标范围，可升高或降低原剂量的5%~20%，调整剂量后须注意加强监测。如INR一直稳定，偶尔波动且幅度不超过INR目标范围上下0.5，可不必调整剂量，酌情复查INR，可数天或1~2周进行复查。治疗监测的频率应该根据患者的出血风险和医疗条件而定。

住院患者口服华法林2~3天后开始每日或隔日监测INR，直到INR达到治疗目标，并维持至少2天。此后，根据INR结果的稳定性，数天至1周监测1次，根据情况可延长，出院后可每4周监测1次。

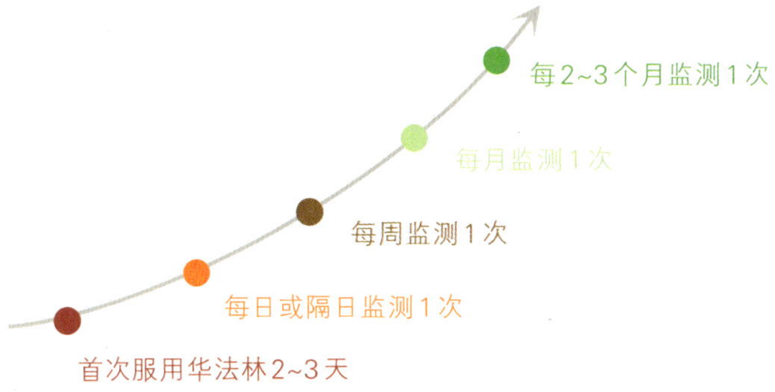

门诊患者剂量稳定前，应数天至1周监测1次，INR稳定后，可以每4周监测1次。如果需要调整剂量，应重复前面所述的监测频率，直到剂量再次稳定。

由于老年患者华法林清除率减少，合并其他疾病或合并用药较多，应加强监测。长期服用华法林的患者，INR的监测频率受患者的依从性、合并疾病、合并用药药物、饮食调整等因素的影响。服用华法林后INR稳定的患者最长可以3个月监测1次INR。

国际标准化比值的即时检测与患者自我管理是怎样的？

虽然华法林有很多局限性，剂量调整和监测都比较烦琐，但通过专业门诊对患者进行随访和教育，并进行系统化管理，能够明显增强患者的依从性和用药的安全性。因此，建议在有条件的医院建立专业门诊，加强对长期服用抗凝药物治疗患者的抗凝管理。按要求监测INR是保障患者安全有效进行抗凝治疗的重要措施。目前，我国心房颤动患者的INR检测主要在医院的中心实验室完成，这种模式虽然能够保证检测质量，但因流程较为复杂、等候时间较长、需要使用静脉血标本等局限性，在一定程度上影响了患者的依从性。近期我国开始引进INR即时检测技术（POCT），该技术易于操作，只需1滴指血，便可即时报告检测结果，大大简化了抗凝治疗的检测流程，为

INR的门诊、急诊、社区检测及患者的家庭监测提供了便利。临床研究显示，与每月进行一次中心实验室的检测相比，服用华法林的患者应用即时检测技术进行家庭自我检测同样安全、有效。

建立心房颤动专科门诊或抗凝治疗门诊是提高心房颤动患者抗凝治疗覆盖率、预防血栓栓塞并发症的有效措施。目前，我国部分大型医院已对此进行了有益的尝试与探索，并取得了较好的效果，未来将在国内继续推广。

服用华法林期间，国际标准化比值（INR）异常升高的处理办法是什么？

当INR升高超过治疗范围，应根据升高的程度及患者的出血危险而采取不同的处理措施（表3）。

表3 INR分类及患者的出血危险处理措施

分类	需采用的措施
INR>3.0但≤4.5（无出血并发症）	适当降低华法林剂量（5%~20%）或停服一次。1~2日后复查INR。当INR回到目标值以后，调整华法林剂量并重新开始治疗。或加强监测INR，观察其是否能恢复到治疗水平，同时寻找可能使INR升高的因素
INR>4.5但<10.0（无出血并发症）	停用华法林，肌注维生素K_1（1.0~2.5mg）。6~12小时后复查INR。INR<3后，重新以小剂量华法林开始治疗
INR≥10.0（无出血并发症）	停用华法林，肌注维生素K_1（5mg）。6~12小时后复查INR。INR<3后，重新以小剂量华法林开始治疗。若患者有出血高危因素，可考虑输注新鲜冰冻血浆、凝血酶原浓缩物或重组凝血因子Ⅶa
严重出血（无论INR水平如何）	停用华法林，肌注维生素K_1（5mg），输注新鲜冰冻血浆、凝血酶原浓缩物或重组凝血因子Ⅶa，随时监测INR。病情稳定后，需要重新评估应用华法林治疗的必要性

注：维生素K_1可以静脉、皮下输注或口服，静脉内输注维生素K_1可能会发生过敏反应，而口服维生素K_1起效较慢。当迫切需要逆转抗凝作用时，也可以静脉内缓慢输注维生素K_1。当应用大剂量维生素K_1后进行华法林治疗时，可以给予肝素，直到维生素K_1的作用消失、患者恢复对华法林治疗的反应。

服用华法林出现轻微出血，而INR在目标范围内时，不必立即停药或减量，应寻找原因并加强监测。患者若出现与华法林相关的严重出血，应该立即停药，输注凝血酶原复合物迅速逆转抗凝，还需要静脉注射维生素K_1 5~10mg。

当患者发生出血并发症，同时需要抗凝治疗来预防栓塞（如机械性心脏瓣膜或有心房颤动，以及其他危险因素的患者）时，长期治疗非常困难。可以考虑以下两种方法：①找出出血的原因并治疗；②设法降低抗凝强度。如果能够找到可逆性的出血原因，可采取多种方法进行治疗（如积极的抗溃疡治疗），或者在合适的患者中改用抗血小板药物。

华法林与新型口服抗凝药的区别是什么？

药学特点不同

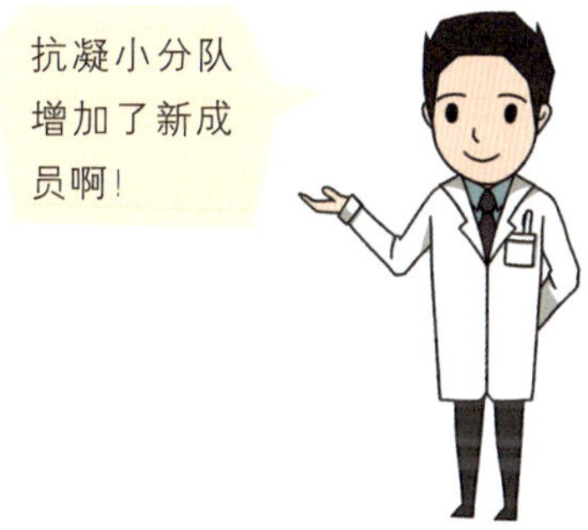

药效学不同

华法林通过干扰维生素K的代谢，非特异性地抑制维生素K依赖性凝血因子Ⅱ（凝血酶原）、Ⅶ、Ⅸ、Ⅹ的肝脏合成而发挥抗凝作用。新型口服抗凝药直接Ⅱa因子抑制剂（达比加群酯）和直接Ⅹa因子抑制剂（利伐沙班、阿哌沙班和艾多沙班）分别针对性地抑制凝血瀑布中单个凝血因子Ⅱa和Ⅹa而发挥抗凝作用。

直接Ⅱa因子抑制剂达比加群酯以浓度依赖的方式强效、可逆、特异性地直接抑制凝血酶活性而发挥抗凝作用。而直接Ⅹa因子抑制剂通过抑制各种状态的Ⅹa因子，减少凝血酶的生成，对体内已经存在的凝血酶无干扰作用，因此，对机体正常的生理性止血功能和凝血酶凝血以外的其他功能影响较小。

药代动力学不同

华法林代谢易受食物、药物等因素的影响，药物起效、失效时间长；个体对华法林的治疗反应与基因型有关；华法林治疗窗口窄，需要频繁监测患者的凝血功能来调整滴定剂量，以最大限度地平衡抗凝效果与出血风险，从而导致患者的服药依从性差。但是对于特殊类型患者(如肝肾功能不全或依从性差的患者)可以依据国际标准化比值调整药物的剂量。

相比于华法林,新型口服抗凝药的药代动力学特性更稳定,受药物、食物等因素的影响小,而且起效与失效速度快,不需要通过检测患者的凝血指标来调整剂量,使用更为方便。但是目前无特效的实验室监测指标。

临床应用

适应证不同

华法林和新型口服抗凝药均可以用于静脉血栓栓塞症的预防和治疗,以及心房颤动患者栓塞的预防。最近两年,各大指南均推荐优先选用新型口服抗凝药而不是华法林用于心房颤动患者的治疗。但是,对于心房颤动合并人工机械心脏瓣膜或中至重度二尖瓣狭窄(通常是风湿性的)患者,禁止用新型口服抗凝药替代华法林。

在肝肾功能不全患者中的应用不同

对于肾功能不全的患者,华法林可以通过监测INR值来调整指导个体患者的用药剂量。而新型口服抗凝药在临床试验阶段排除了部分肾功能中至重度受损(CrCl≤30mL/min)的患者,再加上临床监测手段受限,因此,在肾功能中至重度受损的患者中应谨慎使用新型口服抗凝药。不同的新型口服抗凝药经肾脏消除的比例也不同,在临床中如果遇到CrCl≤30mL/min的患者,应优先选用经肾排泄较少的阿哌沙班,或者方便监测疗效的华法林。

同样,对于肝功能不全的患者,华法林可以通过监测INR值来调整指导个体患者的用药剂量。而新型口服抗凝药在中至重度肝功能不全患者中的应用数据也较少,对于这一部分患者,建议使用经肝脏清除较少的达比加群,或者方便监测疗效的华法林。

围术期停药及恢复用药的时机不同

术前使用华法林抗凝的患者,若术前需要暂停用药,建议术前5天开始停用药物,术后12~24小时(手术当日夜间或术后第一日晨)在彻底止血的前提下恢复使用华法林。

对血栓栓塞风险高危的患者，建议进行抗凝桥接治疗。桥接治疗的方案为，在停用华法林、监测INR值低于治疗范围后，开始低分子肝素治疗剂量给药，在术前24小时停用治疗剂量的低分子肝素，手术当日复查INR。

大多数服用新型口服抗凝药的患者，术前停药24~48小时可以安全地接受手术治疗，服用达比加群的慢性肾病患者可能需要更长的停药时间。新型口服抗凝药治疗的患者无须桥接肝素。一旦出血风险降低到适当范围，术后72小时内可恢复全剂量新型口服抗凝药。

新型口服抗凝药与常用口服抗凝药的适应证比较见表4。

表4　新型口服抗凝药与常用口服抗凝药的适应证比较（FDA）

	华法林	达比加群	利伐沙班
非瓣膜病心房颤动体循环栓塞预防	是	是	是
瓣膜病心房颤动体循环栓塞预防	是	否	否
静脉血栓栓塞症治疗及预防复发	是	是	是
骨科手术深静脉血栓预防	是	是	是
人工心脏瓣膜抗凝	是	否	否
高凝状态治疗	是	否	否
心肌梗死后脑卒中及体循环栓塞预防	是	否	否
左心辅助装置抗凝	是	否	否
冠状动脉介入治疗术后抗凝	是	是	是
孕妇	禁用	谨慎应用	谨慎应用
中至重度肾功能异常	可以	不可以	可以
消化道症状或消化不良	不推荐	不推荐	推荐
老年人	60岁以上可能需要调整剂量	65岁以上可能需要调整剂量	65岁以上可能需要调整剂量
儿童及青少年（≤18岁）	严密监测INR下应用	无数据	无数据

华法林抗凝治疗的新进展是什么？

华法林药物基因组学检测

对于华法林剂量≥6mg的患者，怀疑为遗传性抵抗，建议检测VKORC1基因型；对于华法林剂量≤1.5mg的患者，怀疑为华法林快代谢，建议检测CYP_2C_9基因型。抗凝门诊对于疑似华法林抵抗的患者进行相关的基因检测，检测结果均显示为VKORC1突变型（相对于中国人群），对于这类患者，参考美国食品药品监督管理局（FDA）推荐的华法林起始给药剂量，或国际华法林药物基因组学协会（IWPC）的推荐剂量，结合患者的个体化特点给药。英国和瑞典的欧盟遗传药物学和抗凝治疗（EU-PACT）联合研究和美国的“应用遗传学确定最佳抗凝疗法”（COAG）研究均证实，根据患者基因分型可有效地指导华法林剂量。

INR快速检测仪

目前，我国患者的INR检测主要在医院的实验室里完成，因流程较为复杂、等候时间较长、需要使用静脉血标本，在一定程度上影响了患者的依从性。INR即时检测技术（POCT），只需1滴指血，即可即时报告检测结果，大大简化了抗凝治疗的检测流程。患者有出血倾向或出血现象时，可使用INR检测仪检测INR值，判断出血是否由抗凝过度引起。目前对于INR检测仪的使用不够普及，可能的原因包括每次检测费较高，远远高于静脉血标本，患者还不能接受新型的检测方法，但快速检测的方便程度、更高的舒适性及省时的优点是常规检测无可比拟的。

不同新型口服抗凝药的特点和区别是什么？

目前可用于临床的新型口服抗凝药有两类：直接凝血酶抑制剂（DTI，如达比加群）和Xa因子抑制剂（利伐沙班、阿哌沙班和艾多沙班）。直接凝血酶抑制剂与凝血酶结合，阻断凝血酶转换纤维蛋白原为纤维蛋白的功能，而发挥抗凝作用。此外，直接凝血酶抑制剂能阻断凝血酶介导的Ⅴ、Ⅷ、Ⅸ因子激活过程，而增强其抗凝作用。直接凝血酶抑制剂还能阻断凝血酶介导的血小板活化，抗纤溶作用和炎症过程。与肝素不同，直接凝血酶抑制剂不仅能与游离的凝血酶结合，还能与已经结合在纤维蛋白上的凝血酶结合。沙班类新型口服抗凝药直接作用于Ⅹa因子，抑制其在凝血过程中的作用。新型口服抗凝药的作用机制和药理学特点见表5。

表5　新型口服抗凝药的作用机制和药理学特点

药物	作用机制	生物利用度（%）	食物对药物吸收的影响	经肾脏清除（%）	经肝脏 CYP_3A_4 代谢	口服后作用达峰时间（小时）	半衰期（小时）
达比加群	抑制凝血酶	3~7	无	80	否	0.5~2.0	12~17
利伐沙班	抑制Ⅹa因子	66~100	增加	35	是	1~4	5~13
阿哌沙班	抑制Ⅹa因子	50	无	27	是（少量）	1~4	8`15
艾多沙班	抑制Ⅹa因子	62	增加	50	是（少量<4%）	1~2	6~11

临床使用的达比加群酯是一种无活性的前体药，口服吸收后，在血浆和肝脏中经酯酶水解，完全迅速地转化为具有活性的达比加群。沙班类新型口服抗凝药本身具有活性，而非前体药物。在新型口服抗凝药吸收、代谢和清除过程中，除肾脏外，肠道P-糖蛋白转运体、肝脏细胞色素P系统具有重要意义。药物吸收后，在肠道中经P-糖蛋白转运入血。所有新型口服抗凝药在吸收和经肾脏清除的过程中，均与P-糖蛋白的转运过程有关。沙班类新型口服抗凝药在肝脏的代谢过程中均不同程度地依赖于细胞色素P系统。艾多沙班仅少部分（4%左右）在肝脏中经细胞色素 P_3A_4 途径代谢，大部分经其他途径。达比加群酯在肝脏中的代谢不经过细胞色素P系统。因此，影响P-糖蛋白或细胞色素P系统的因素，如合并用药等，均可在不同程度上影响新型口服抗凝药的血药浓度。

新型口服抗凝药的适应证有哪些？

达比加群酯和利伐沙班均具有预防和治疗非瓣膜性心房颤动和静脉

血栓栓塞的预防适应证，同时，利伐沙班具有髋关节或膝关节置换术后静脉血栓栓塞症预防的适应证，而阿哌沙班目前只有髋关节或膝关节置换术后静脉血栓栓塞症预防的适应证。

在适应证的推荐等级上，一般采用国内外指南的常用方法：Ⅰ类，有充分证据证明符合该适应证的患者能获益；Ⅱa类，有较充分的证据证明患者能获益；Ⅱb类，该类适应证的患者可能获益，但证据尚不充分或有争议；Ⅲ类，该类适应证的患者不能获益或有害，证据等级也按惯例分为A、B、C 3类；ⅢA类，大量的临床随机对照试验数据提供了充分一致的证据；ⅢB类，临床随机对照试验提供了充分的证据，但临床试验数据（包括试验个数和病例数）有限尚未达到A级的标准；ⅢC类，专家共识。

Ⅰ类

（1）CHA_2DS_2-VASc评分≥2或有脑卒中或短暂性脑缺血病史，在充分风险评估并与患者沟通后可选择：①华法林（INR 2.0~3.0）（A）；②达比加群（B）；③利伐沙班（B）；④阿哌沙班（B）。

（2）有抗凝治疗适应证，在使用华法林治疗时难以使INR达到目标治疗范围（2.0~3.0）或不能常规监测INR（每月至少1次），或华法林的严重不良反应，可选用新型口服抗凝药（B）。

（3）定期再评估脑卒中和出血的风险及药物的不良反应，并据此调整原抗凝治疗方案（C）。

Ⅱa类

有抗凝治疗适应证，颅内出血风险较高的患者，可选用新型口服抗凝药（B）。

Ⅱb类

①有抗凝治疗适应证总体出血（包括胃肠道出血）风险较高者，可选用阿哌沙班（B）；②对CHA_2DS_2-VASc评分=1的患者，如果要选用抗凝治疗（注：此类患者也可选择不用抗栓治疗，或仅用阿司匹林治疗），可选择阿哌

沙班(B)。

Ⅲ类

①服用华法林后,INR控制较好,且无明显不良反应,应推荐继续使用华法林,而无必要更换为新型口服抗凝药(C);②对重度肾功能损害(CrCl <15mL/min)的患者,不应使用新型口服抗凝药(C)。

服用新型口服抗凝药引起出血的临床表现及应对措施是什么?

新型口服抗凝药带来的出血风险与其他抗凝药物相当或者更低,尤其是能够更好地减少颅内出血风险。不过,风险减少并不意味着没有风险,掌握了出血处理的原则,才能做到有备无患。一旦发生了出血,首先应初步评估出血的严重程度和出血部位,以及是否有活动性出血。因为,更严重的出血往往需要到医院就诊,接受更积极的处理措施,而普通的小出血(如鼻出血)往往是可控的。常见的出血包括皮肤、黏膜出血(例如,皮肤瘀点、瘀斑,结膜出血、鼻出血、牙龈出血等),消化道出血(例如,呕血和便血,呕血常常表现为呕吐物呈咖啡色;便血常表现为柏油色、黑色大便或暗红色大便)和泌尿道出血(例如,尿血,常常表现为尿液呈酱油色或洗肉水色)。颅内出血相对少见,但危害更大,可表现为突然出现的头痛、恶心、剧烈呕吐、头晕、视物障碍等。需要指出的是,大多数患者遇到的出血情况只能算是出血量少的小出血,家庭中简单处理就能解决。如果患者及其家属无法准确地评估和处理出血,就应该及时到医疗机构就诊。

此外,患者及其家属应该对目前服用的所有药物做到心中有数,就诊时应把所有正在服用的药物都告知医生。应该明确最后一次服用新型口服抗凝药的时间,以及服药的剂量,是否多服用了新型口服抗凝药的剂量,有没有服用其他可能影响凝血功能的药物,如阿司匹林、氯吡格雷、中草药等。此外,患者及其家属还应该告知医生是否有基础肾脏和肝脏疾病、既往是否有出血情况等,这些都有助于医生快速和准确地评估病情,为下一步的处理和治疗争取时间。

新型抗凝药物不再像华法林那样作用于多个凝血因子，而是仅抑制某一个凝血因子，其中，凝血瀑布中最重要的两个靶点分别为Ⅹa和Ⅱa（直接凝血酶抑制剂）。2015年，达比加群酯的特异性逆转剂依达赛珠单抗在欧洲和美国相继上市，在紧急情况下，依达赛珠单抗能够立即、完全和持续地逆转达比加群酯的抗凝作用。2018年5月，FDA批准了Andexxa®用于发生致命性或无控制的出血后的抗凝逆转。Andexxa®是首个也是目前唯一的凝血因子Ⅹa抑制剂（利伐沙班、阿哌沙班和艾多沙班）的解毒剂。

新型口服抗凝药抗凝作用的相关因素有哪些？

年龄

服用同等剂量利伐沙班时，在年龄>75岁的正常老年人血药浓度-时间曲线下面积（AUC）值较年轻人组增加41%，可能与老年人经肾脏和非肾脏途径药物清除率的降低有关。

性别和体重

现有研究未发现性别对新型口服抗凝药的药代动力学参数，如AUC和峰浓度（C_{max}）有影响。一般情况下，体重对药代动力学无明显影响。当体重<50kg或>120kg时，应考虑体重对血药浓度可能产生的影响。

肾功能

肾脏是所有新型口服抗凝药清除的重要途径。因此，肾功能不良将对药代动力学产生明显的影响，大约1/3的利伐沙班以原形从肾脏排出，当肾功能轻度损害，即血清肌酐清除率（CrCl）为50~80mL/min时，AUC为正常组的1.4倍；中度损害（CrCl：30~49mL/min）时，AUC为正常组的1.5倍；重度损害（CrCl：15~29mL/min）时，AUC为正常组的1.6倍。肾功能损害程度是决定是否使用新型口服抗凝药和选择合适剂量的重要因素。

肝功能

肝脏是现有4种新型口服抗凝药在体内代谢的重要途径。20%达比加群酯、65%利伐沙班、73%阿哌沙班、50%艾多沙班经肝脏代谢。除达比加群酯外，肝脏细胞色素P_3A_4参与了其他3种新型口服抗凝药的代谢。肝功能障碍将对药代动力学产生明显影响，轻度肝损害者（Child-Pugh A级）口服利伐沙班后，AUC为正常对照的1.2倍。中度肝损害者（Child-Pugh B级）AUC为正常对照的2.3倍，并且清除半衰期将延长2小时。在肝损害的患者，肾脏的药物清除率也降低。人血白蛋白减少，将使血中非结合的药物增加。因此，对合并凝血功能障碍、腹腔积液或Child-Pugh B级或C级的患者，新型口服抗凝药应视为禁忌（注：Child-Pugh评分系统根据肝性脑病、腹腔积液、人血白蛋白、胆红素及凝血酶原时间异常程度评分，总分为15分。A级为5~6分，B级为7~9分，C级为10~15分，目前在药代动力学研究中较常用）。

对新型口服抗凝药血药浓度有影响的药物有哪些?

决奈达隆、部分抗真菌药、人类免疫缺陷病毒（HIV）蛋白酶抑制剂、利福平和部分抗癫痫药，对某些新型口服抗凝药的血药浓度有显著影响，尽量不合用。阿托伐他汀、维拉帕米、奎尼丁、胺碘酮、环孢素、克拉霉素、红霉素、抗酸药[质子泵抑制剂（PPI）或H_2受体拮抗剂]对某些新型口服抗凝药的血药浓度也有一定程度的影响（表6），合用时可根据情况考虑调整剂量。

表6　对新型口服抗凝药血药浓度有影响的药物

药物	作用途径	达比加群	利伐沙班	阿哌沙班	艾多沙班
阿托伐他汀	P_3A_4	增加	无影响	无资料	无影响
地高辛	P-糖蛋白	无影响	无影响	无资料	无影响
维拉帕米	P_3A_4	明显增加	影响小	无资料	明显增加
地尔硫䓬	P_3A_4	无影响	影响小	增加	无资料
奎尼丁	P-糖蛋白	增加	增加	无资料	明显增加
胺碘酮	P-糖蛋白	增加	影响小	无资料	无影响

（待续）

续表

药物	作用途径	达比加群	利伐沙班	阿哌沙班	艾多沙班
决奈达隆	P_3A_4	显著增加	无资料	无资料	明显增加
酮康唑、伊曲康唑、伏立康唑	P_3A_4	显著增加	显著增加	显著增加	无资料
氟康唑	P_3A_4	无资料	增加	无资料	无资料
环孢素、他克莫司	P-糖蛋白	无资料	增加	无资料	无资料
克拉霉素、红霉素	P_3A_4	增加	增加	无资料	无资料
HIV蛋白酶抑制剂（如利托那韦）	P_3A_4	无资料	显著增加	无资料	无资料
利福平、苯妥英钠、苯巴比妥、卡马西平	P_3A_4	显著降低	降低	显著降低	降低
抑酸剂（PPI、H_2受体拮抗剂）	胃肠道吸收	降低	无影响	无资料	无影响

新型口服抗凝药过量或漏服如何处理?

剂量错误在日常实践中很常见，建议患者使用分药盒，以减少漏服或过量。

漏服

漏服后不建议剂量加倍。对于每天1次给药的新型口服抗凝药，如果发现漏服距下次服药时间>12小时，则补服1次剂量；如果发现漏服距下次服药时间<12小时，按下次服药时间服用。对于每天2次给药的新型口服抗凝药，发现漏服时间>6小时，补服1次；发现漏服距下次服药时间<6小时，按下次服药时间服用。如患者不确定是否服药，对于每天1次给药的新型口服抗凝药，服用当日剂量，次日按原计划服用；对于每天2次给药的新型口服抗凝药，按下次服药时间给药。

过量

如患者误服双倍剂量，每天给药1次的新型口服抗凝药，于次日正常服用；对于每天给药2次的新型口服抗凝药，跳过当日第2次剂量，次日按原剂量服用。如服药过量时，应该根据剂量给予相应的处理，可能需要住院监测，或者采取紧急措施。药物过量会导致患者的出血风险增加。处理原则是首先评估是否有出血。

处理

1. 服药后短期内可给予口服活性炭（常规剂量30~50g）以减少吸收。
2. 可疑过量时，可检测有关凝血指标。
3. 目前没有针对新型口服抗凝药的特异性拮抗剂。新型口服抗凝药半衰期较短，对无出血患者可严密观察。
4. 如需逆转抗凝作用，或者某些患者的药物代谢较慢（肾功能不全），处理方法同出血并发症的处理。

新型口服抗凝药与传统抗凝药如何转换治疗？

华法林转换为新型口服抗凝药

停用华法林后，监测INR，当INR<2.0时，立即起用新型口服抗凝药。

新型口服抗凝药转换为华法林

新型口服抗凝药和华法林合用至INR2.0~3.0范围（合用期间监测INR的时间应该在下一次新型口服抗凝药给药之前，新型口服抗凝药停用24小时后需要再次监测INR），单用华法林后定期监测INR，确保在最佳范围内；但是，对于使用达比加群酯的患者，要根据患者的肾功能评估给药时间：给予华法林3天后停用达比加群酯（CrCl≥50mL/min）；给予华法林2天后停用达比加群酯（CrCl：15~30mL/min）；给予华法林1天后停用达比加群酯（CrCl：

15~30mL/min)。

新型口服抗凝药之间转换

停用原来的新型口服抗凝药,在下次服药的时间,即可开始服用新的新型口服抗凝药,肾功能不全患者适当延迟给药。

新型口服抗凝药与肝素之间的转换

从注射用抗凝药物转换为新型口服抗凝药,普通肝素停药后可服用新型口服抗凝药,低分子肝素则在下次注射时服用新型口服抗凝药。从新型口服抗凝药转换为注射用抗凝药物时,在下次服药时给予注射用抗凝药物。慢性肾脏疾病患者的新型口服抗凝药半衰期延长,需要延时给药。

抗血小板药物转换为新型口服抗凝药

阿司匹林或氯吡格雷停药后即可服用新型口服抗凝药。

服用新型口服抗凝药患者发生出血并发症应如何处理?

新型口服抗凝药合并严重出血,尤其是颅内出血的风险低于华法林。由于所有新型口服抗凝药无特异性拮抗剂,也无常用定量评价的实验室检测方法,对于出血的处理,还需要随着新型口服抗凝药的广泛使用而逐步积累经验。重要的是,新型口服抗凝药半衰期短,停药后12~24小时抗凝作用基本消失。因此,要了解患者最后1次服药的时间和剂量,以及以后可能存在的影响药代动力学的因素,如肾脏功能、合并用药等。

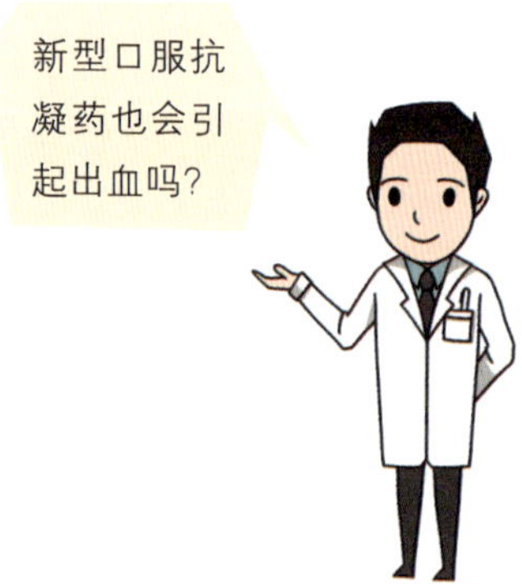

非致命性出血

一般的辅助性措施包括:停药、压迫止血、外科手术止血,给予补液和血流动力学支持治疗，保证足够的容量和血小板计数正常。服用达比加群酯的患者发生出血，应该充分利尿，透析有效，但是经验不多。但透析对清除直接因子Xa抑制剂可能无效。

致命性出血

通常指重要脏器的严重出血，如颅内出血。基于为数不多的动物试验和体外研究证据，致命性出血的患者可考虑输注浓缩凝血酶原复合物（剂量为20~30IU/kg，可重复1~2次）或活化的凝血酶原复合物。重组因子Ⅶa的疗效还有待评价。还可以考虑给予抗纤溶剂和去氨升压素。新鲜冰冻血浆对于逆转抗凝作用不大，但是可用于扩容。传统抗凝药物的特异性拮抗剂对于逆转新型口服抗凝药无益，如维生素K加鱼精蛋白。发生出血后，应有相关学科联合会诊进行治疗决策，包括心血管内科、急诊科和血液科等。

利伐沙班会对哪些凝血指标（或参数）产生影响？

受利伐沙班药理作用（作用方式及其药代动力学特性等）的影响，利伐沙班对Xa因子活性的抑制作用呈现出剂量依赖性，并且不同程度地影响几种凝血指标。在使用利伐沙班期间，可能会观察到凝血酶原时间、活化部分凝血活酶时间、国际标准化比值、HepTest的延长，Russell稀释蝰蛇蛇毒（DRVV）时间、凝血酶原诱导的凝血试验（PiCT）和凝血酶生成时间（TGT）的变化。这些检测的结果会有相当大的变异性，因此，不建议用其对利伐沙班的抗凝疗效或安全性进行评价。

如需要了解患者真实的凝血酶原时间，建议在利伐沙班血药浓度谷值（及下一次服药前）采血。凝血酶原时间延长提示出血风险增高，但与药物的相关性尚不清楚。在利伐沙班的血药浓度谷值时，如患者的凝血酶原时间明显延长2倍以上，可能提示出血风险增加。

这些常规的凝血试验不是利伐沙班所特有的，可能会受到其他潜在因素（如凝血疾病）的影响。因此，不建议服用利伐沙班的患者常规进行上述检测。

在什么情况下可能需要停用利伐沙班?

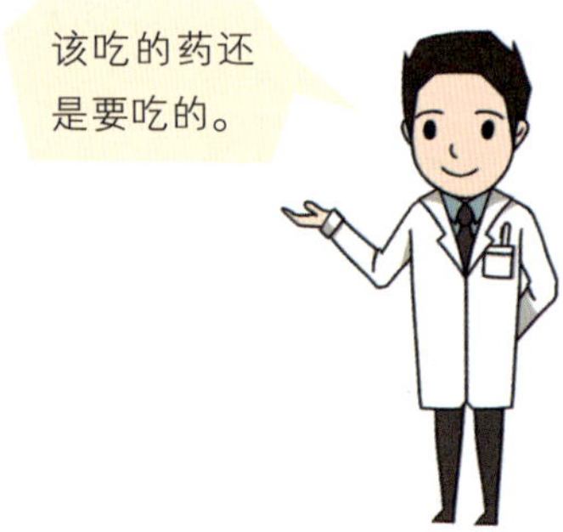

非瓣膜性心房颤动患者使用抗凝药物预防脑卒中期间,不建议随便停用抗凝药物。利伐沙班与华法林相比较,半衰期明显更短,停药造成的影响快于华法林。因此,服用利伐沙班,保持良好的依从性十分重要。利伐沙班的说明书中提示:提前停用利伐沙班将使血栓栓塞事件的风险升高。

抗凝药物是通过作用于凝血过程中特定的凝血因子而发挥作用的,停用抗凝药物之后,经过5个半衰期的消除,抗凝药物的作用就会大幅减弱,不能继续发挥血栓预防和治疗的作用;只有在必要时,才可以暂停或停用利伐沙班,包括手术、外伤、出血等。

在哪些特殊情况下,使用利伐沙班的过程中需要监测凝血指标?

利伐沙班一般无须常规监测凝血指标,但在急诊或某些特殊临床情况下,需要进行凝血指标化验:发生出血事件、血栓事件或需要急诊手术的患者;肝肾功能不全、存在潜在药物相互作用或怀疑药物过量的情况。

出现上述情况时,可测定抗Ⅹa因子活性敏感性试剂测定凝血酶原时间;抗Ⅹa因子活性,呈利伐沙班浓度依赖性,但目前尚无抗Ⅹa因子活性与临床事件之间直接关系的证据。Neoplastin Plus法测定凝血酶原时间与利伐沙班的血药浓度相关性向好,呈剂量依赖性,但检测凝血酶原时间的方法不同,其标准值不同。目前没有数据证实凝血指标或血药浓度的峰值或谷值与出血风险或血栓栓塞风险相关。不能依据凝血指标的检测结果来决定利伐沙班的剂量,或是否采用利伐沙班治疗。

检测结果与取血时间有很大的关系。例如,在服用利伐沙班3小时后取血的结果可能与服用6小时后取血有很大差异。在解读结果时，同时需要考虑利伐沙班的药代动力学特点。因此，在为服用利伐沙班的患者进行采血时，建议（医生或护士）在化验申请单上标明“末次服药时间”和“采血时间”，以利于解读检测结果。

服用新型口服抗凝药的患者应如何长期管理？

尽管新型口服抗凝药与华法林比较有优势，但是对长期服药患者仍然需要进行规范的管理，否则难以保证最佳的长期临床效果。与华法林比较，新型口服抗凝药半衰期较短，漏服后抗凝作用很快会消失，因此，保证长期治疗的依从性至关重要。

治疗前准备

治疗前，先要评估抗凝治疗的风险与获益，对所有患者进行CH_2ADS_2-VASc评分及HAS-BLED评分，看其是否具备抗凝适应证，以及是否可以选择新型口服抗凝药。同时考虑到合并用药，如患者是否在服用某些可能具有相互作用的药物，是否能够停用。必要时，还要考虑合用质子泵抑制剂，以减少消化道出血的风险。给药前，需要评价患者的血红蛋白及肝肾功能。确定使用新型口服抗凝药，需要向患者充分强调用药依从性的重要性。此外，医生需要为患者制订随访方案，给每位患者发放治疗随诊卡片。

治疗后随访

所有患者应该至少每3个月进行1次专门随访，由有经验的医生或专业门诊进行。每次随访应该收集下列重要信息：

1. 服药依从性，最好能检查患者带回的药物包装。
2. 合并用药情况，包括处方、非处方药及中药。
3. 血栓栓塞并发症，包括中枢神经系统、外周血管及肺循环。

4 询问任何可能的不良反应，重点是出血。

5 询问出血事件，发生轻微出血的患者不要轻易停药或减量，如较为频繁或影响患者的生活质量，需要进行个体化处理。

6 实验室检测：每年检测1次血红蛋白及肝肾功能。每1~3个月检测1次尿便潜血。

随访周期需要根据患者服用新型口服抗凝药的种类、出血风险及肾功能情况测定，如服用达比加群酯的老年患者，可能需要更加严密地检测肾功能。CrCl为30~60mL/min的患者每3个月检测1次。发生任何可能影响患者肝肾功能的情况时，随时监测。

因半衰期短，新型口服抗凝药的抗凝作用在停药后12~24小时将大大降低，因此，患者的依从性对抗凝治疗至关重要，以下建议有助于提高患者的依从性。

1 选择每日给药1次的新型口服抗凝药比每日给药2次的依从性更好。

2 重视患者及其家属的教育，如发放宣传页、随访卡和建立患者俱乐部等形式。

3 制订严密的随访计划，专业门诊随访。

4 考虑患者的意见，如能够定期监测INR，可继续使用华法林。

5 如经过各种方法患者仍然依从性差，可转为华法林治疗。

■ 与抗血小板药物同时使用时，抗凝患者应监护的要点是什么？

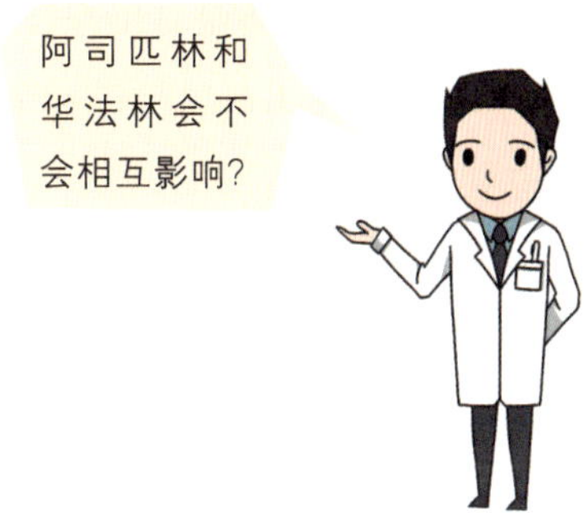

抗血栓药物会增加胃肠道黏膜损伤和出血风险，在双联抗血小板治疗或联合抗凝药物时，消化道出血的发生率明显增加。因此，应对患者的出血风险进行个体化评估，识别出血高危人群，并适当预防，密切监测是否有不良反应发生，若发生消化道损伤，应及时有效处理。

识别出血高危人群

1. 高龄是消化道损伤的独立危险因素，随着年龄增长，患者的消化道保护机制受到破坏或减弱。

2. 既往有消化道疾病史。此类患者出现消化道损伤的危险性明显增加，发生过消化性溃疡出血的患者，其危险性增加13倍，如继续服用阿司匹林，1年内的复发率约为15%。

3. 幽门螺杆菌感染。对于长期服用小剂量阿司匹林的患者，幽门螺杆菌感染是消化道出血的独立危险因素。

4. 联合多种抗血小板或抗凝药可增加消化道出血的危险性。

5. 其他联合用药合并应用非甾体抗炎药、糖皮质激素、螺内酯或抗抑郁药物等，也会增加消化道损伤。

6. 不良生活习惯。如吸烟和饮酒等。

出血风险评估

根据出血对临床的影响(部位及血流动力学变化)和(或)血红蛋白下降幅度及是否需要输血对出血程度进行分级,建议用CRUSADE出血风险预测模型,对患者的出血风险进行个体化评估。

患者用药监护

▶联合抗凝治疗的人群

阿司匹林或氯吡格雷联合应用抗凝治疗(包括普通肝素、低分子肝素和华法林)可以显著增加严重出血事件的风险,其中大部分发生于上消化道。这种联合需要有确切的血管、心律失常或瓣膜病变的证据,而且需要同时应用质子泵抑制剂(PPI)。当华法林与阿司匹林或氯吡格雷合用时,推荐INR为2.0~2.5。

▶肾功能不全的人群

肾功能不全是ACS预后不良的独立危险因素。要重视这些患者的药物治疗,正确评价肾功能,对于肾功能不全者应注意以下3点。

1 血小板糖蛋白Ⅱb/Ⅲa受体拮抗剂(目前临床上常用的主要有替罗非班和依替巴肽两种):肌酐清除率<30mL/min者慎用。

2 低分子肝素:①依诺肝素:eGFR<30mL/(min·1.73m^2)不建议使用,30~60 mL/(min·1.73m^2)的肾功能不全患者减半量;②低分子肝素钙:治疗血栓栓塞,不稳定型心绞痛(UA)/非ST段抬高心肌梗死(NSTEMI)时,轻至中度患者的剂量应减少25%;③达肝素钠:严密监测,严重者用普通肝素代替。

3 磺达肝癸钠:肌酐清除率<20mL/min的严重肾脏损害患者禁用。

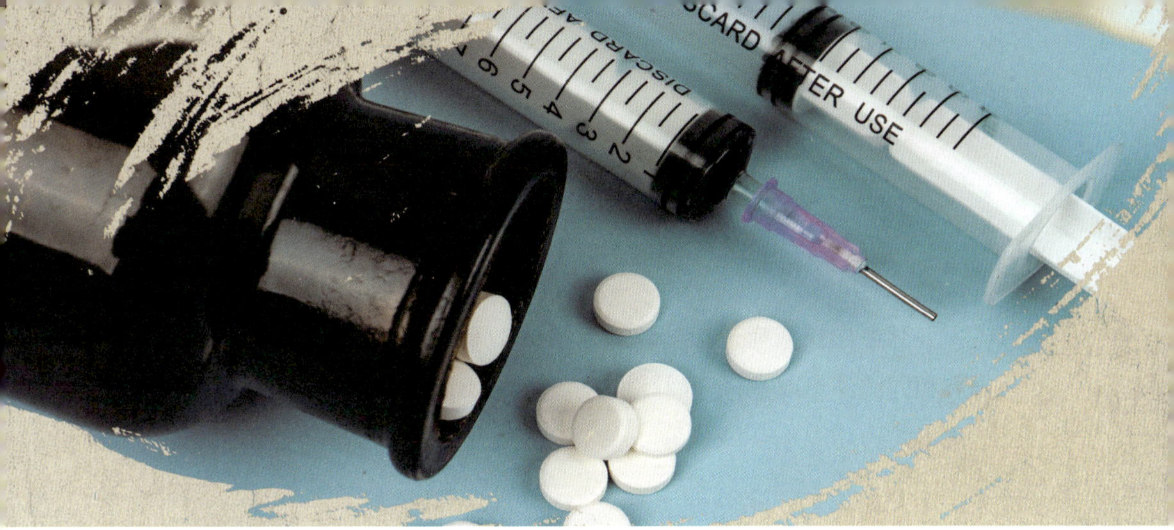

第三章　不同疾病使用的抗凝药物

DVT、PE和VTE都是什么？三者之间有什么关系？

深静脉血栓形成(DVT)是血液在深静脉内不正常凝结引起的静脉回流障碍性疾病，常发生于下肢。血栓脱落可引起肺动脉栓塞(PE)。DVT与PE统称为静脉血栓栓塞症(VTE)，是同种疾病在不同阶段的表现形式。DVT的主要不良后果是肺动脉栓塞和血栓后综合征(PTS)，它可以显著影响患者的生活质量，甚至导致死亡。

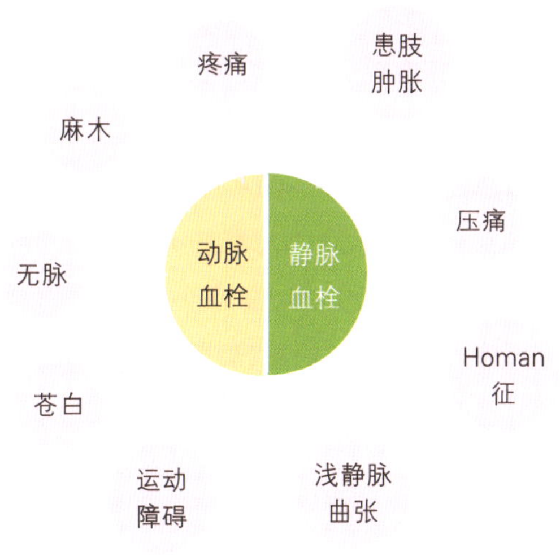

什么是静脉血栓栓塞症(VTE)?

静脉血栓栓塞症包括肺动脉栓塞(PE)和深静脉血栓形成(DVT),两者具有相同的易患因素,是静脉血栓栓塞症在不同部位、不同阶段的两种临床表现形式。

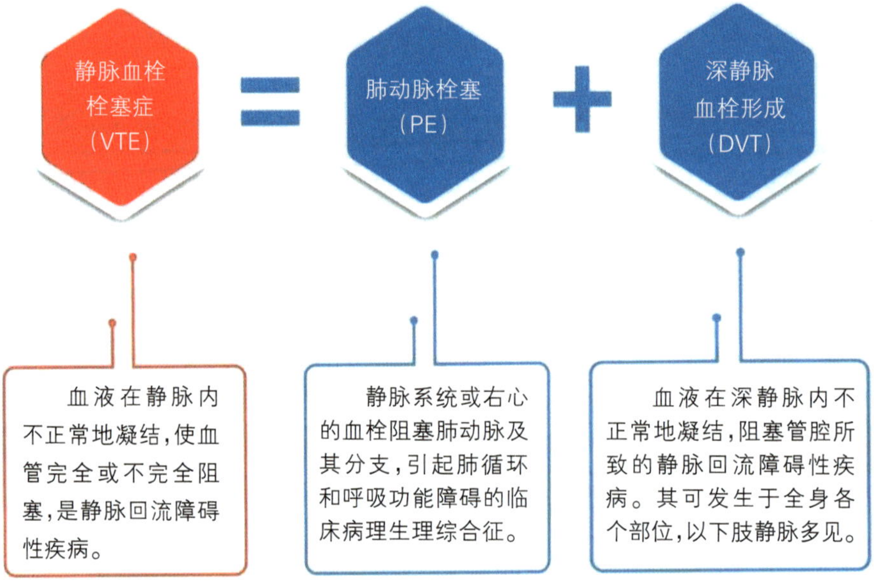

根据发病时间,深静脉血栓分为急性期、亚急性期和慢性期。急性期是指发病14天以内;亚急性期是指发病15~30天;发病30天以后进入慢性期;早期深静脉血栓包括急性期和亚急性期。

急性下肢深静脉血栓主要表现为患肢的突然肿胀、疼痛等,患肢呈凹陷性水肿、软组织张力增高、皮肤温度增高,在小腿后侧和(或)大腿内侧、股三角区及患侧髂窝有压痛。发病1~2周后,患肢可出现浅静脉显露或扩张。血栓位于小腿肌肉静脉丛时,Homan征和Neuhof征呈阳性。

Homan征	患肢伸直,足被动背屈时,引起小腿后侧肌群疼痛,为阳性。
Neuhof征	压迫小腿后侧肌群,引起局部疼痛,为阳性。

严重的下肢深静脉血栓，患者可出现股青肿，是下肢深静脉血栓中最严重的情况，由于髂股静脉及其属支血栓阻塞，静脉回流严重受阻，组织张力极高，导致下肢动脉受压和痉挛，肢体缺血。临床表现为下肢极度肿胀、剧痛，皮肤发亮呈青紫色，皮肤温度低伴有水疱，足背动脉搏动消失，全身反应强烈，体温升高。如不及时处理，可发生休克和静脉性坏疽。

静脉血栓一旦脱落，可随血流漂移、堵塞肺动脉主干或分支，根据肺循环障碍的不同程度引起相应肺动脉栓塞的临床表现。慢性期可发展为血栓后综合征，一般是指急性下肢深静脉血栓6个月后，出现慢性下肢静脉功能不全的临床表现，包括患肢的沉重、胀痛、静脉曲张、皮肤瘙痒、色素沉着、湿疹等，严重者出现下肢的高度肿胀、脂性硬皮病、经久不愈的溃疡。在诊断为下肢深静脉血栓的最初2年内，即使经过规范的抗凝治疗，仍有20%~55%的患者发展为血栓后综合征，其中5%~10%的患者发展为严重的血栓后综合征，从而严重影响患者的生活质量。

因此，需要对深静脉血栓的治疗提高认识，防止因认识不足而影响治疗。

什么是下肢深静脉血栓？

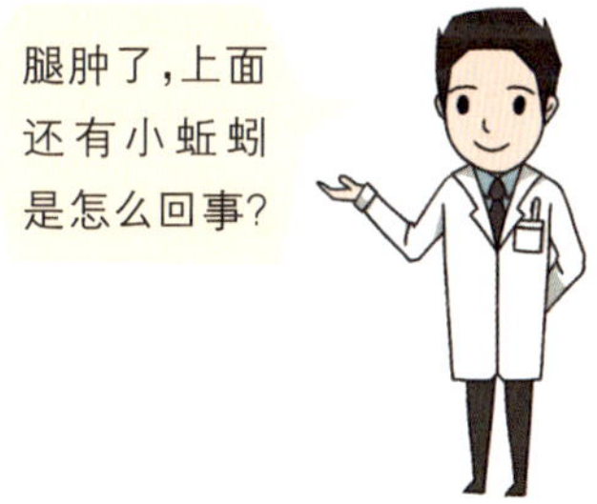

人体的静脉分为浅静脉和深静脉两个系统，平常我们能看到的“青筋”即浅静脉。深静脉通常位于肌肉之间，不能通过肉眼看到。血栓可发生在体内任何部位的血管内，静脉血栓的发生率远高于动脉血栓，这是因为血液在血管里流动，就像水在河道里流动一样，但是由于动、静脉的管道结构、动力等原因，使得流淌在血管里的血流速度不同，静脉里的血流比较缓慢。一些高危人群（肥胖、高血脂、术后等）血液中的凝血因子和其他有形成分就会在血管里沉积下来，聚集形成血栓，堵塞血管。

深静脉血栓是指血液在深静脉腔内部不正常地凝结，造成血管部分或完全堵塞。双下肢静脉距离心脏最远，直立导致双下肢的静脉血要克服重力才能回到心脏，因此，人体双下肢深静脉最容易形成血栓。

■ 为什么说下肢深静脉血栓是"定时炸弹"？

下肢深静脉血栓是血管外科的急症，如不接受及时、规范的治疗，可能导致肺动脉栓塞，甚至导致患者猝死。有统计表明，在欧洲，每年约有50万人死于静脉血栓。

血栓可发生在人体内任何部位的血管内，静脉血栓的发生率远高于动脉血栓。静脉血栓更容易发生在腿部和肺部，就是因为这些部位的血流比较缓慢。如果又有长期卧床、久坐等诱因，会使血流速度变得更慢，血栓形成的风险就更高了。新形成的血栓比较脆，像嫩豆腐一样，容易脱落。脱落的血栓就像一叶小舟随波逐流，当遇到更细的血管，就卡在那里。血管堵住了，就会影响相应血管供应脏器的功能，尤其是堵了心、肺、脑等重要器官时，后果就是轻则致残、重则致命。所以，人们一提及深静脉栓塞，就往往会想到肺动脉栓塞。来源于下肢的血栓经过静脉系统进入右心房-右心室，随着心脏的收缩进入肺动脉。肺动脉从心脏发出后，像树枝一样越来越细，栓子一直往前，直到血管的口径无法让其通过，于是便就此安营扎寨，造成阻塞，让栓子远段动脉缺血，近段血管内压力升高（肺动脉高压）。这样一高一低将直接影响心肺功能，往往因为缺氧心力衰竭而致命，因此，深静脉栓塞不容小觑。深静脉血栓常常深藏不露，发病隐匿，而且当发展成肺栓塞等严重状态后，不像心肌梗死的栓子那样"敢做敢当"，容易被医生揪出来。有些人的早期症状很隐蔽，往往首先因为晕厥、咳嗽、呼吸困难、胸痛、咯血等症状就诊，这些症状会引导医生首先从心脏病、肺部感染性疾病方面找原因，这就容易混淆视听，麻痹医生，造成误诊。

■ 如何早期识别下肢深静脉血栓？

下肢肿胀、疼痛和浅静脉曲张是下肢深静脉血栓的三大症状，疼痛多为坠痛或钝痛，浅静脉曲张多为慢性期侧支循环建立的表现。下肢深静脉血栓起病急骤，主要症状为患肢肿胀、胀痛；患肢呈指陷性，张力高，周径明显大于对侧；皮肤暗红，皮肤温度较对侧略高。下肢深静脉血栓患者的患肢常伴有肿胀、增粗、疼痛或压痛、皮肤色素沉着，行走后患肢肿胀或疼痛加重。除了仔细的体格检查外，以下辅助检查对诊断和鉴别下肢深静脉血栓的形成具有一定作用：下肢深静脉超声成像、下肢静脉造影、螺旋CTA或MRI、放射性核素检查。

由于静脉超声检查对血栓检测具有较高的特异性和敏感性，并且具有无创性、可重复性、操作简便的特点，以及明显的价格优势，静脉超声检查已成为诊断下肢深静脉血栓的首选方法。结合B型超声成像、多普勒频谱分析和彩色多普勒血流成像提供的信息，有经验的超声医生对中央型深静脉血栓诊断的敏感性和特异性可达97%，对周围型深静脉血栓诊断的敏感性可达75%。而且对于规范抗凝治疗的下肢深静脉血栓患者，规律深静脉超声随诊，深静脉正常的结果对指导临床停止抗凝药物是安全的。

下肢静脉造影一直被认为是诊断下肢深静脉血栓的“金标准”。它不仅可以有效地判断有无血栓，并且可以详细了解血栓的位置、范围、形态，以及侧支循环的情况，还可以进一步了解盆腔、腹腔内静脉系统的血栓形成情况。由于它对深静脉血栓诊断的准确性和全面性，静脉造影可以用来鉴别其他检测方法的诊断价值。但静脉造影属于有创性检查，在操作不当的情况下可以造成感染，甚至诱发静脉血栓；所应用的对比剂可导致过敏反应、血管损伤，严重时可致肾衰竭。因此，静脉造影的应用有一定的限制，在考虑使用该方法诊断深静脉血栓时应慎重。

哪些人群更容易发生下肢深静脉血栓？

形成深静脉血栓的3个条件分别是血液高凝状态、血液瘀滞或流速减慢、静脉壁血管内膜损伤。下列情况下会出现血液的高凝状态：高龄、妊娠期间、恶性肿瘤放化疗时、肥胖、严重外伤（多发伤、脑外伤、下肢骨折等）、做大手术后（骨折手术、食管手术、心肺手术、血管手术、妇科手术等）。很多因素都能引起静脉血瘀滞或者流速减慢，比如髂静脉压迫综合征、大隐静脉曲张、妊娠晚期、长期咳嗽及便秘、乘坐长途火车或者长途飞机、跷二郎腿、久站的职业、高温户外工作、心脏病合并心力衰竭等。如果家族中有人患过深静脉血栓、肺动脉栓塞或有其他血栓问题，则风险可能会增加；一些血栓性疾病也会增加深静脉血栓的形成风险，比如血栓形成倾向（易栓症）、抗磷脂抗体综合征和红细胞增多症；还有一些疾病容易导致血液的高凝状态，如肾病综合征和癌症等。某些药物（如激素）也容易导致血液凝结（尤其是雌激素）。

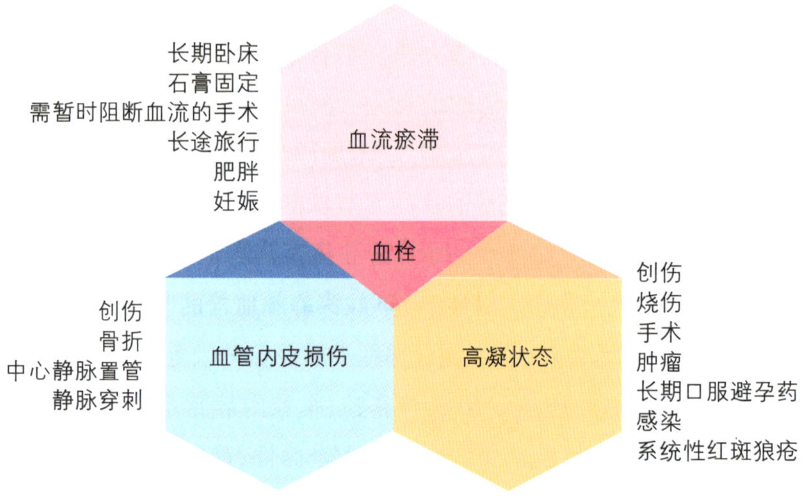

目前用于治疗下肢深静脉血栓的抗凝药物有哪些?

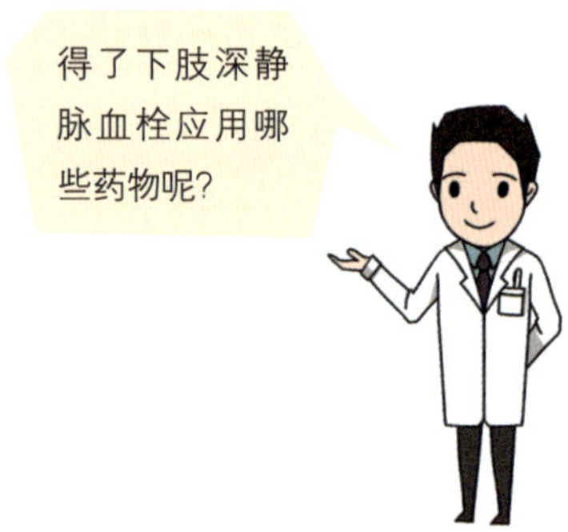

在人体生理状况下，血栓的形成和溶解是相互平衡的。而一旦发生静脉血栓形成，机体的凝血过程便占据了主导地位。有针对性地应用药物阻断血栓形成过程中的凝血因子活化这一环节即为抗凝治疗。

常用的抗凝药物包括两大类：肝素和香豆素类衍化物。前者为注射类药物，为短效抗凝药，一般用于手术中的抗凝或急性血栓性疾病的治疗。低分子肝素是普通肝素裂解提纯的分子量较小的肝素片段，使用方法简单，半衰期长，出血并发症少，应用逐渐广泛。香豆素类洐化物以华法林为代表，为口服类药物，是最长效的抗凝药，多用于血栓治疗后预防复发或各种血管重建手术后预防血管闭塞。

无论应用哪类抗凝药物，都存在剂量偏小达不到抗凝效果、剂量偏大则出血并发症大大增加的危险。所以在应用过程中，必须监测血液的凝血功能变化，以调整药物的剂量。

一般认为，若无禁忌证，血栓形成后越早进行溶栓效果越好，而超过 7 天则疗效较差。溶栓治疗的方式包括全身性应用溶栓药物、患肢动脉应用溶栓药物、患肢深静脉应用溶栓药物。全身性应用溶栓药物的途径是穿刺浅静脉，操作方便，可重复性强，护理容易，但药物剂量较大，所以较易发生出血并发症。患肢动脉应用溶栓药物需要进行股动脉穿刺，操作难度大，患者较痛苦，而且操作不当易出现血肿，但患肢药物浓度大，药物剂量比全身性溶栓小，出血的并发症少。患肢深静脉应用溶栓药物，药物直接进入目标静脉，药物与血栓充分接触，药物剂量小，但必须是血栓部分再通。

下肢深静脉血栓患者在进行抗凝治疗时有哪些注意事项?

普通肝素剂量个体差异大，一般静脉持续给药，使用时必须进行监测。在给药之前，应检测患者的血常规、凝血功能、肝肾功能及电解质水平。低分子肝素的给药剂量依据患者的体重，监测依据抗Ⅹa因子活性来计算。磺达肝癸钠剂量个体差异小，每日仅需给药1次，无须监测。新型口服抗凝药剂量个体差异小，给药时无须常规监测凝血功能。华法林给药时需要监测国际标准化比值，深静脉血栓形成患者的抗凝强度要求国际标准化比值为2.0~3.0。华法林的效应关系在不同个体有很大的差异，因此，必须考虑华法林的药代动力学、药效学，以及患者个人特有因素等信息，将患者的华法林药效控制在一个相对合适、稳定的范围内。

还应对抗凝效果进行监护，观察有无静脉血栓栓塞症的临床表现，如深静脉血栓形成、肺动脉栓塞症的症状与体征。

抗凝治疗的不良反应

抗凝治疗可增加患者出血性并发症的风险，因此，在治疗中需要仔细观察患者的可疑血迹象，包括皮下瘀点、瘀斑，紫癜，鼻出血，呕血，尿液偏红，排便变黑等。

对于普通肝素引起的严重出血，由于其半衰期短，停药后3~4小时即可恢复正常止血功能。但如果在紧急情况下需要立即纠正凝血功能，可以静脉注射拮抗剂鱼精蛋白。可以用活化部分凝血活酶时间来监测肝素效应的中和情况。需要注意的是，鱼精蛋白会引起过敏反应。

低分子肝素治疗引起的严重出血，除立即停药外，也可给予鱼精蛋白，但其效应不如普通肝素。磺达肝素引起的出血，没有特异性的拮抗剂，除了停药和支持治疗外，没有临床数据支持使用输注新鲜冰冻血浆或凝血酶原复合物。

非出血不良反应

肝素可引起血小板减少症、骨质疏松等。考虑到药物的相互作用，抗血小板药物和抗凝药物联合使用会增加出血风险。肝素可抑制肾上腺分泌醛固酮，导致钾离子升高，对于糖尿病、慢性肾衰竭、代谢性酸中毒，服用血管紧张素转换酶抑制剂等保钾类药物可增加高钾血症的风险，但通常可逆。

■ 如何降低发生下肢深静脉血栓的风险?

高龄人群、孕产妇、恶性肿瘤放化疗人群，以及肥胖、严重外伤（多发伤、脑外伤、下肢骨折等）、做大手术后（如骨折手术、食管手术、心肺手术、血管手术、妇科手术）等人群最易出现血液高凝。

如果你属于以上人群，平时需要注意：

1 清淡饮食，避免吸烟、饮酒，饮食要低油、低盐、低脂，结构中以果蔬及高纤维食物为主。

2 适当运动，运动可降低发生静脉系统血栓的风险。同时避免久坐、久站、久蹲，尤其要避免便秘。

3 恶性肿瘤患者如果静脉内放置了输液路，可以口服抗凝药物。

4 孕产妇在生产前可穿医用弹力袜，生产后尽早下床活动下肢。确实不能下床者，要充分做好踝泵功能锻炼及膝关节伸屈活动。

5 做过大手术或有大的外伤后，及时应用抗凝药物，同时可以针对下肢进行气压治疗。

如何防止静脉血管的损伤?

静脉血管的损伤通常存在于3个方面：一种是由外伤引起，一种是炎症性因素所致，还有一种是由医源性损伤所致。

其中，炎症性因素可归纳为感染性和非感染性因素，比如长时间在阴冷、潮湿的环境中工作而引起的静脉炎，或由细菌感染引起的静脉炎。医源性损伤主要集中在输液时扎针的操作方式、长时间留置静脉输液管、介入手术的穿刺操作等。

这种情况下要注意：

1 平时避免经常揉搓、挤压下肢。

2 避免从事双下肢长时间浸泡于水中的工作。

3 避免长时间静脉留置输液管，一旦发现有红肿迹象，须尽快处理。

4 如果必须长时间留置静脉管，需要定期针对留置的静脉进行彩超检查。

发生下肢深静脉血栓后抗凝治疗的疗程是什么？

深静脉血栓患者需长期进行抗凝治疗，以防止血栓蔓延和（或）血栓复发。

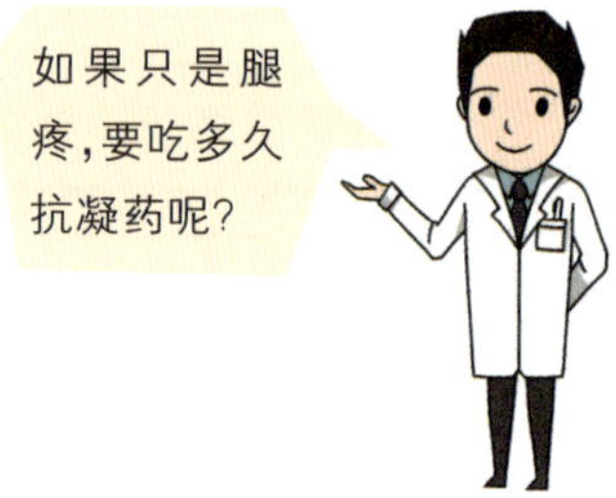

抗凝药物及强度

维生素K拮抗剂（如华法林）、直接Xa因子抑制剂（如利伐沙班）等对预防复发有效。低标准强度（INR 1.5~1.9）的治疗效果有限，而且未能减少出血的发生率。高标准强度（INR 3.1~4.0）的治疗并不能提供更好的抗血栓治疗效果，相反会增加出血的风险。华法林在整个治疗过程中应使INR维持在2.0~3.0，并需要定期监测。

抗凝治疗的疗程

可将深静脉血栓的发生分为5种情况，抗凝的疗程也随之不同：

1 继发于一过性危险因素（如外科手术）首次发生的深静脉血栓患者，进行3个月的抗凝治疗已经足够。

2 对在危险因素不明的情况下首次发生深静脉血栓的患者进行试验，将抗凝治疗的疗程延至1~2年与按传统进行3~6个月抗凝治疗的两组患者做对比，发现延长疗程能够有效降低静脉血栓栓塞症的复发率，但出血的危险性增加了，因此，对于此类深静脉血栓患者，是否进行长疗程的抗凝治疗，应充分考虑其利弊再做决定。

3 伴有癌症的首次发生深静脉血栓的患者，应用低分子肝素3~6个月后，长期口服维生素K拮抗剂治疗。

4 具有血栓形成的原发性危险因素(如抗凝血酶缺乏、蛋白C或S缺乏、凝血酶原基因突变等),而且是首次发生的深静脉血栓患者,复发率较高,长期口服维生素K拮抗剂的治疗是有益的。

5 反复多次发生深静脉血栓的患者,长期抗凝治疗对于预防复发和控制血栓蔓延也是有益的。

预防创伤性患者深静脉血栓形成的措施有哪些?

对创伤性患者,需要常规进行静脉血栓预防,根据静脉血栓栓塞症的危险度评分情况选择预防措施。预防措施包括基本预防、物理预防和药物预防。

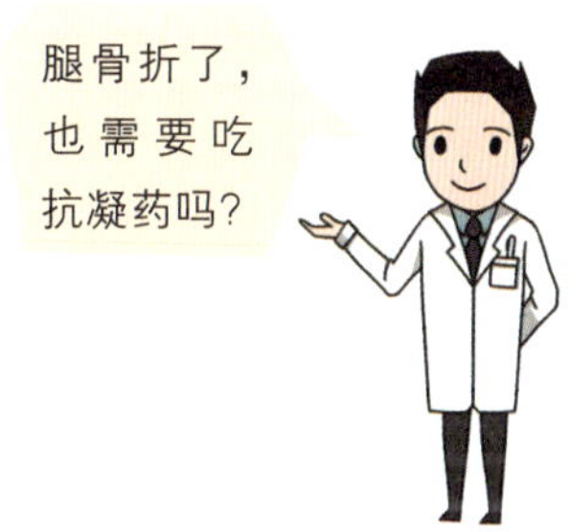

基本预防措施

1. 手术操作规范,减少静脉内膜损伤。
2. 正确使用止血带。
3. 术后抬高患肢,促进静脉回流。
4. 注重预防静脉血栓知识宣教,指导早期康复锻炼。
5. 围术期适度补液,避免血液浓缩。

物理预防措施

足底静脉泵、间歇充气加压装置及梯度压力弹力袜等,利用压力促使下肢静脉血流加速，减少血液瘀滞，降低术后下肢深静脉血栓形成的风险，且不增加肺栓塞事件的发生率。对于静脉血栓栓塞症风险分度为中、高危的患者，推荐与药物预防联合应用，应用前宜常规筛查禁忌证。

下列情况禁用或慎用物理预防措施：

1 充血性心力衰竭、肺水肿或下肢重度水肿。

2 下肢深静脉血栓形成、肺栓塞发生或血栓（性）静脉炎。

3 间歇充气加压装置及梯度压力弹力袜不适用于下肢局部异常（如皮炎、坏疽，以及近期接受皮肤移植手术）。

4 下肢血管重度动脉硬化或狭窄、其他缺血性血管病（糖尿病性等）及下肢严重畸形等。

药物预防措施

由于创伤患者是静脉血栓栓塞症发生的极高危人群，所以应充分权衡患者的血栓风险和出血风险利弊，合理选择抗凝药物。对于出血风险高的患者，只有当预防血栓的获益大于出血风险时，才考虑使用抗凝药物。

常见的出血风险包括：①大出血病史；②严重肾功能不全；③联合应用抗血小板药物；④手术因素（既往或此次手术中出现难以控制的手术出血、手术范围大、翻修手术）。

我国现有的抗凝药物包括普通肝素、低分子肝素、直接Xa因子抑制剂、维生素K拮抗剂和抗血小板药物。

▶普通肝素

可以降低下肢深静脉血栓形成的风险，但目前临床已减少应用。

▶低分子肝素

采用皮下注射的方式应用，可以显著降低骨科大手术后患者深静脉血栓与肺血栓栓塞症的发生率，且不增加大出血的发生风险。

直接Xa因子抑制剂

治疗窗宽，剂量固定，无须常规进行血液学监测的患者，不建议使用直接Xa因子抑制剂。

维生素K拮抗剂

如华法林，可降低静脉血栓栓塞症的发生风险，但有增加出血风险的趋势。其价格低廉，可用于长期下肢深静脉血栓的预防。

深静脉血栓早期如何进行抗凝治疗?

抗凝是深静脉血栓的基本治疗方法，可抑制血栓蔓延、促进血栓自溶和管腔再通，降低肺动脉栓塞的发生率和病死率。但是，单纯抗凝不能有效地消除血栓、降低血栓后综合征的发生率。抗凝药物有普通肝素、低分子肝素、维生素K拮抗剂和新型口服抗凝药，后者包括直接凝血酶抑制剂、直接Xa因子抑制剂，它们具有抗凝效果稳定、药效不受食物影响、药物之间的相互作用很小、半衰期较短、用药剂量固定、服药期间无须定期监测凝血功能等特点。

普通肝素

普通肝素的剂量个体差异较大，使用时必须监测凝血功能，一般经由静脉持续给药。起始剂量为80~100IU/kg静脉注射，之后以10~20IU/(kg·h)静脉泵入，以后每4~6小时根据激活的部分凝血酶原时间(PTT)再做调整，使其延长至正常对照值的1.5~2.5倍。肝素可引起血小板减少症，常于应用肝素5天后出现，在使用的第3~10天复查血小板计数，如血小板计数较应用前下降>30%，或应用肝素5天后血小板计数进行性下降至(8~10)×10^9/L以下，应高度怀疑，此时可行相关抗体的实验室检测进行确诊，血小板减少症诊断一旦成立，应立即停用，改为非肝素抗凝剂(如阿加曲班、利伐沙班等)。

低分子肝素(如那屈肝素)

低分子肝素出血的不良反应少，血小板减少症的发生率低于普通肝素，使用时大多数患者无须检测。临床按体重给药，每次100IU/kg，每12小时1次，皮下注射，肾功能不全者慎用。

维生素K拮抗剂（如华法林）

是长期抗凝治疗的主要口服药物，其效果的评估需要监测凝血功能的INR。维生素K拮抗剂治疗剂量范围窄，个体差异大，药效易受多种食物和药物影响。维生素K拮抗剂治疗初始，常与低分子肝素联合使用，建议剂量为2.5~6.0mg/d，2~3天后开始测定INR，当INR稳定在2.0~3.0并持续24小时后停用低分子肝素，继续应用华法林治疗。华法林对胎儿有害，孕妇禁用。

直接Ⅹa因子抑制剂（如利伐沙班）

在我国，利伐沙班已经被批准用于深静脉血栓的预防和治疗，该药的33%通过肾脏代谢，轻至中度肾功能不全患者可以正常使用。单药治疗急性深静脉血栓与其标准治疗（低分子肝素与华法林合用）疗效相当。推荐用法：前3周15mg，每天2次；维持剂量为20mg，每天1次。

直接Ⅱa因子抑制剂（如阿加曲班）

阿加曲班：静脉用药，分子量小，能进入血栓内部，对血栓中凝血酶的抑制能力强于肝素，主要适用于急性期、血小板减少症及存在血小板减少症风险的患者。

综上，高度怀疑深静脉血栓者，如无禁忌，在等待检查结果期间，可先进行抗凝治疗，然后根据确诊结果决定是否继续抗凝。肾功能不全的患者建议使用普通肝素和直接Ⅹa因子抑制剂。

深静脉血栓慢性期如何进行抗凝治疗?

深静脉血栓患者需要进行长期抗凝等治疗，以防止血栓蔓延和（或）血栓复发。

抗凝治疗的时间

根据发生的原因、部位、有无肿瘤等情况，深静脉血栓的长期抗凝时间不同。对于由于手术或一过性非手术因素所引起的腿部近段或腿部孤立性远段的深静脉血栓或肺动脉栓塞患者，推荐抗凝治疗3个月。无诱因的腿部近段或腿部孤立性远段的深静脉血栓或肺动脉栓塞患者，推荐抗凝治疗至少3个月；3个月后，应评估延长治疗的风险收益比，决定是否延长抗凝，D-二聚体值可作为重要的参考；无诱因的首次近端深静脉血栓或肺动脉栓塞患者，伴有低至中度出血风险，建议延长抗凝治疗；有高度出血风险者，推荐抗凝治疗3个月；复发的静脉血栓栓塞症患者，如伴有低至中度出血风险，推荐延长抗凝治疗；伴有高度出血风险的患者，建议抗凝治疗3个月；患有肿瘤的静脉血栓栓塞症患者、无高出血风险者，推荐延长抗凝治疗；有高出血风险者，建议延长抗凝治疗。

抗凝治疗的强度及药物选择

维生素K拮抗剂（如华法林）、直接Xa因子抑制剂、直接凝血酶抑制剂等对预防深静脉血栓的复发有效。华法林低强度（INR 1.5~1.9）的治疗效果有限，而且未能降低出血的发生率。高强度（INR 3.1~4.0）的治疗并不能提供更好的抗血栓治疗效果，相反，出血的风险增加了。中等强度（INR 2.0~3.0）的抗凝治疗是目前临床采用的标准。不伴有肿瘤的下肢深静脉血栓或肺血栓栓塞患者，前3个月的抗凝治疗，推荐新型口服抗凝药（如利伐沙班）或维生素K拮抗剂。伴有肿瘤的下肢深静脉血栓或肺血栓栓塞，前3个月的抗凝治疗，推荐低分子肝素。3个月后，需要延长抗凝治疗的下肢深静脉血栓或肺血栓栓塞，无须更换抗凝药物。如患者的情况发生改变或不能继续服用此类药物，可换用其他抗凝药物，如维生素K拮抗剂。不推荐用阿司匹林替代抗凝药物。无诱因的近段深静脉血栓或肺血栓栓塞患者，在决定停用或已停用抗凝治疗，且没有阿司匹林禁忌时，建议使用阿司匹林预防静脉血栓栓塞症复发。

非心源性轻型脑卒中或短暂性脑缺血患者，该如何选择及使用抗凝药物？

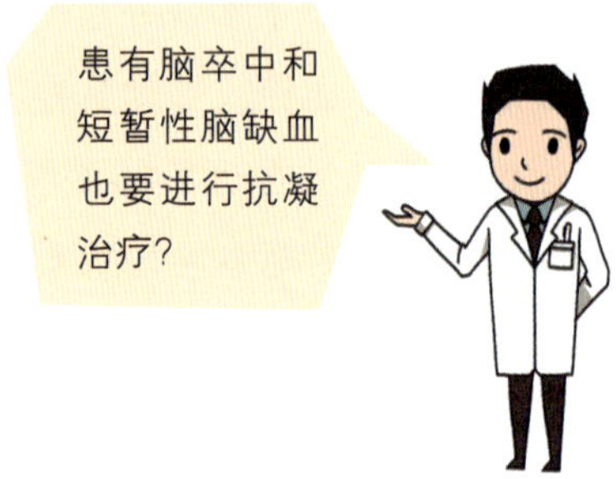
患有脑卒中和
短暂性脑缺血
也要进行抗凝
治疗？

非心源性是指由动脉粥样硬化、小动脉闭塞或病因不明所导致。对于非心源性缺血性脑卒中或短暂性脑缺血(TIA)患者，建议给予抗血小板药物预防脑卒中和其他心血管事件复发。

发病在24小时内，对于具有脑卒中高复发风险(ABCD2≥4分)的急性非心源性短暂性脑缺血或轻度缺血性脑卒中患者(NIHSS≤3分)，应尽早给予阿司匹林(50~325mg/d)联合氯吡格雷(75mg/d)治疗21天。此后，阿司匹林或氯吡格雷单用均可作为长期二级预防一线用药。

非心源性轻型脑卒中或短暂性脑缺血患者使用抗血小板药物有哪些注意事项？

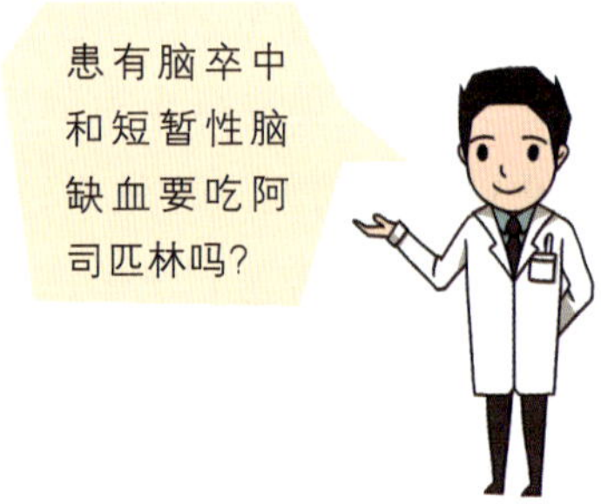
患有脑卒中
和短暂性脑
缺血要吃阿
司匹林吗？

非心源性脑卒中及短暂性脑缺血患者需要进行抗血小板药物治疗。溶栓治疗者，阿司匹林等抗血小板药物应在溶栓24小时后开始使用(特殊情况除外)。未溶栓治疗者，在发病24小时内应尽早启动双重抗血小板治疗(阿司匹林和氯吡格雷)，维持服用21天，21天后可选择一种抗血小板药物作为预防疾病复发(二级预防)的长期治疗。用药期间应密切观察出血风险，包括鼻出血、牙龈出血、皮肤黏膜瘀斑、月经量过多等，严重表现为血尿、胃肠道出血(如黑便)等，日常生活中如有遇到，应及时就诊。

心源性缺血性脑卒中患者应该长期进行抗凝治疗吗?

心房颤动的重要并发症是心源性脑栓塞。研究表明,心房颤动患者口服华法林抗凝治疗能有效预防缺血性脑卒中,使其发生风险下降60%以上。因此,如无临床禁忌,理论上所有发生过脑卒中事件的心房颤动患者都需要长期口服抗凝药物治疗。华法林的目标剂量是将INR维持在2.0~3.0。新型抗凝药物作为华法林的替代药物,如达比加群、利伐沙班、阿哌沙班及艾多沙班,选择何种药物应考虑个体化因素(表7)。

伴有心房颤动的缺血性脑卒中或短暂性脑缺血患者,若不能接受口服抗凝药物治疗,可以根据临床疗效及安全性,选择使用阿司匹林单药治疗,或阿司匹林联合氯吡格雷抗血小板聚集治疗。原则上,我们建议在出现神经功能症状14天内给予抗凝治疗预防脑卒中复发;对于出血风险高的患者,我们会适当延长抗凝时机。此外,缺血性脑卒中或短暂性脑缺血患者应尽可能接受24小时的动态心电监测时间,以确定是否需要抗凝治疗。

表7　新型抗凝药物的个体化用药

项目	达比加群	利伐沙班	阿哌沙班	艾多沙班
年龄	≥65岁尤其是合并低体重和(或)肾功能障碍的患者使用时出血风险升高;≥75岁用药须降低剂量;≥80岁用药须极其慎重,建议选择其他药物	对药物暴露或最大血浆浓度无临床显著影响;在药效学上无临床相关改变	≥80岁的患者需参考体重和肌酐清除率,适当降低剂量;≥65岁的患者,体内药物暴露量约增加30%	未见明显影响
体重	有报道指出,低体重可增加出血风险;>100kg体内药物暴露量降低20%	体重≤50kg的个体中,C_{max}增加约24%。但不认为具有临床相关性;各体重(<50kg或>120kg)对体内药物暴露量无影响	<50kg体内药物暴露量增加20%~30%;>120kg体内药物暴露量降低20%~30%	体重≤60kg,应该减少用药剂量
肝功能	Child-PughB患者无须调整剂量	Child-PughB/C的患者避免使用	Child-PughB患者使用需谨慎;Child-PughC患者避免使用	

(待续)

续表

项目	达比加群	利伐沙班	阿哌沙班	艾多沙班
肾功能	轻度肾功能不全(CrCl:50~80mL/min):无须调整剂量;中度肾功能不全(CrCl:30~49mL/min):考虑将剂量调整为110mg,每天2次;重度肾功能不全(CrCl<29mL/min):禁忌	轻度肾功能不全(CrCl:50~80mL/min):无须调整剂量;中度肾功能不全(CrCl:30~49mL/min):将深静脉血栓治疗的维持剂量酌情降低到15mg,每天1次,将非瓣膜性心房颤动的抗凝治疗剂量降低到15mg,每天1次;重度肾功能不全(CrCl:15~29mL/min):避免用于DVT治疗及关节置换术后VTE的预防;慎用于非瓣膜性心房颤动的抗凝治疗(不建议CrCl<15mL/min的患者使用)	重度肾功能不全(CrCl:15~29mL/min)患者慎用;不推荐CrCl<15mL/min患者或透析患者使用	中度以上肾功能不全患者需要药物剂量减半
其他	不可打开胶囊服用,否则生物利用度增加到90%,大幅升高出血风险	单次剂量为15mg、20mg时需要与食物同服	无	有剂量依赖的抗凝效果

■ 非心源性缺血性脑卒中患者是否需要长期抗凝治疗预防脑卒中复发?

对于非心源性栓塞性缺血性脑卒中患者,建议给予口服抗血小板聚集药物而非抗凝药物,以预防脑卒中复发及其他心血管事件的发生。研究显示,抗血小板治疗能显著降低既往伴有缺血性脑卒中(或短暂性脑缺血)患者严重血管事件的发生风险。目前循证医学证据充分的抗血小板药物包括阿司匹林、氯吡格雷、阿司匹林、双嘧达莫复方制剂和噻氯匹定。我国临床常用的是阿司匹林(最佳剂量为75~150mg/d)和氯吡格雷(75mg/d)。

1 发病在24小时内,对于具有脑卒中高复发风险(ABCD2≥4分)的急性非心源性短暂性脑缺血或轻型缺血性脑卒中患者(NIHSS≤3分),应尽早给予阿司匹林(50~325mg/d)联合氯吡格雷(75mg/d)治疗21天。此后,阿司匹林或氯吡格雷单用均可作为长期二级预防一线用药。

2 对于发病30天内伴有症状性颅内动脉严重狭窄(狭窄率为70%~99%)的患者,尽早给予阿司匹林联合氯吡格雷治疗90天。此后,阿司匹林或氯吡格雷单用均可作为长期二级预防一线用药。

3 伴有主动脉弓动脉粥样硬化斑块证据的患者,在口服抗血小板药物的同时需要服用他汀类药物。

4 非心源性缺血性脑卒中(或短暂性脑缺血)患者,不推荐常规长期使用阿司匹林联合氯吡格雷抗血小板治疗。

当急性缺血性脑卒中遇上急性心肌梗死,该如何进行抗凝治疗?

伴有急性心肌梗死的缺血性脑卒中或短暂性脑缺血患者,影像学检查发现左心室附壁血栓形成,推荐给予至少3个月的华法林口服抗凝治疗(目标INR=2.5;范围为2.0~3.0)。如无左心室附壁血栓形成,但发现前壁无运动或异常运动,也应考虑给予3个月的华法林口服抗凝治疗(目标INR=2.5;范围为2.0~3.0)。

出现"心动的感觉",有可能是心房颤动?

心房颤动是一种快速性心律失常,简单来说,就是心脏失控了,搏动得非常不规律而且非常快,像群魔乱舞一样乱蹦跶。

心房颤动的发生主要与年龄、疾病有关,年龄越大,患病率越高。可引发心房颤动的疾病或因素非常多,包括高血压、冠心病、糖尿病、心脏外科手术、心脏瓣膜病、慢性肺部疾病、心力衰竭、心肌病、先天性心脏病、肺动脉栓塞、甲状腺功能亢进症、心包炎、合并其他类型的心律失常等。酗酒、长期精神紧张、电解质或代谢紊乱、严重感染等也有可能诱发心房颤动。

心房颤动是临床上最常见的心律失常之一。心房颤动的发病率逐年增长，已成为心血管流行病。心房颤动症状多变，最典型的症状为心悸，多数患者会将其描述为“心跳得厉害”“心脏乱跳”“心脏跳到嗓子眼了”等；但是也有20%~30%的患者没有症状，尤其是已进展为持续性心房颤动的患者。心房颤动时患者会有心慌、胸闷、头晕、乏力、尿频等不适症状。长期心房颤动也可导致心力衰竭，或使既往心力衰竭加重，从而出现胸闷、呼吸困难甚至胸痛等症状。我们可以通过自己摸脉搏来发现心房颤动——如脉搏明显不整齐，就有可能患有心房颤动了，但最终确诊还需要依靠心电图检查。心房颤动发生的最主要原因是心房纤维化，也就是心房老化，所以，年龄的增长是心房颤动发生最主要的原因。

很多心房颤动患者常常等到已经出现明显的不适症状才到医院就诊，往往耽误了最佳治疗时机。症状是主观感受，有些心房颤动患者临床表现明显，有些患者则可能什么症状也感觉不到。而且心房颤动的危害并不取决于症状的轻重，每个人对病痛的感知力和忍耐力不尽相同，如果心房颤动发作，但没有得到及时的诊治，心脏就会慢慢增大，心力衰竭及脑卒中的发生风险增加，导致偏瘫、失语甚至死亡等严重后果。

那么，日常生活中如何观察自己是否出现了心房颤动呢？美国心律协会总结出六大心房颤动信号，可帮助患者早期识别心房颤动。

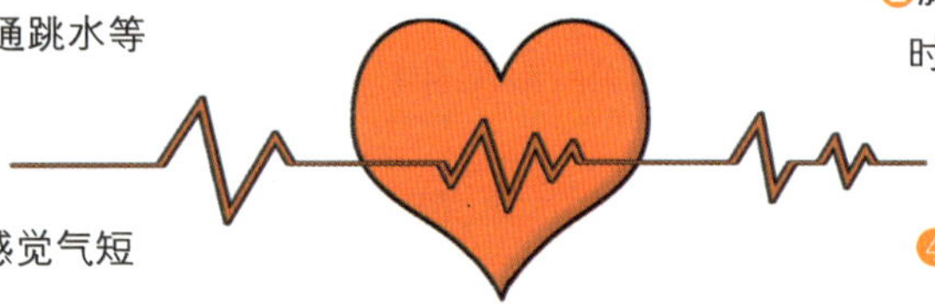

如果自己或者身边的人出现这些信号，千万不要大意，建议及时就医进行系统检查。

诊断为心房颤动的患者，必须全部服用抗凝药物吗？

心房颤动的治疗包括上游治疗、律率治疗和抗凝治疗。

上游治疗

所谓“上医治未病”，预防很重要，在具有心房颤动的危险因素而没有进展为心房颤动时，即进行危险因素的控制，避免心房颤动的发生，称之为心房颤动上游治疗，包括控制体重、控制血压、控制血糖、规律作息、适度活动等。需要注意的是，并不是发生心房颤动后上游治疗就不再重要。控制住积极的危险因素后，部分患者的心房颤动可以逆转，即使不能逆转，危险因素管理好的患者，心房颤动治疗的效果也更好。

律率治疗

恢复窦性心律的治疗和控制心室率的治疗。

抗凝治疗

抗凝治疗是最为重要的。心房颤动最可怕的地方不在于心悸，也不在于心房功能丧失，而在于脑卒中。脑卒中的预防，也就是心房颤动的抗凝治疗，是至关重要的。

指导抗凝治疗的一系列评分包括 $CHADS_2$、CHA_2DS_2-VASc、ABC 等，评分越高，栓塞和脑卒中的风险越大，抗凝治疗的获益也越大。这里需要强调的是，心房颤动的抗凝治疗无关阵发和持续，只要风险评分达到要求，并且心房颤动不是由可逆因素引起的（如甲状腺功能亢进症），便具有抗凝指征。

目前，权威推荐根据 CHA_2DS_2-VASc 评分估算脑卒中风险来指导用药。具有至少 2 个风险因素，即年脑卒中风险>2.2% 的患者，应给予抗凝治疗。具有 1 个风险因素（除女性外），即年脑卒中风险≥1.3% 的患者，考虑给予抗凝治疗。年脑卒中风险为 4.0% 的心房颤动患者，长期服用华法林治疗可将这一风险降低至 1.4%。对于心房颤动持续时间<48 小时、血栓栓塞风险较

低的患者，通常进行心脏复律前无须抗凝。凡 CHA_2DS_2-VASc 评分≥2 的非瓣膜性心房颤动患者，均需要服用抗凝药预防血栓形成。若心房颤动的持续时间不确定或≥48小时，建议在心脏复律前3周、后4周进行抗凝治疗。如果需要尽快进行心房颤动的心脏复律，可以开始抗凝治疗，并进行经食管超声心动图检查。在没有左心房血栓的情况下，持续抗凝下的心脏复律具有良好的安全性。心脏复律后，对于有脑卒中危险因素的患者，一般应无限期地继续抗凝治疗。如果患者的评分适合进行抗凝，出血风险较小，也就是说，患者进行抗凝以后的获益可能大于其出血风险，此类患者就需要进行抗凝治疗。抗凝治疗可以明显地减少心房颤动以后的栓塞并发症，进而使患者大大获益。

心房颤动是否与脑卒中关系“密切”？

正常情况下，心脏的节律称为窦性心律，这种规律的电活动带来的是规律的机械活动——心房收缩，将血液泵入心室，心室再收缩，将血液泵入体循环供给全身，或泵入肺动脉进行气体交换，血流在整个心血管系统内有条不紊、周而复始地工作。因为心房颤动时，心房丧失了正常的机械收缩功能，很容易形成血栓，而血栓一旦脱落，就会随着血液循环到达全身，堵塞血管。其中最常见、危害最大的，是血栓沿颈动脉到达大脑，堵塞脑血管，引起脑卒中。

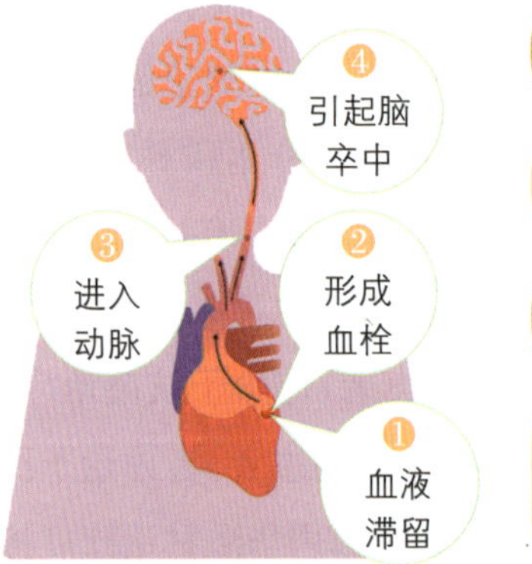

1 心房颤动引起血液滞留在左心耳。

2 滞留的血液逐渐形成血栓。

3 血栓从左心耳脱落进入动脉系统。

4 血栓滞留在大脑的血管中限制血液流动，引起脑卒中。

心房颤动患者发生脑卒中的风险是无心房颤动人群的5倍，35%的心房颤动患者在一生中至少发生一次脑卒中。心房颤动的首要危害是易于引发脑栓塞(心源性脑卒中)及其他体循环栓塞,瓣膜性心房颤动患者发生脑栓塞的风险约为正常人的17倍,非瓣膜性心房颤动患者发生脑栓塞的风险是非心房颤动患者的5倍以上。1/5左右的脑梗死实际是心房颤动所致的脑栓塞,且这种心源性脑栓塞常常比一般的脑梗死病情更重,一半左右的脑栓塞患者发生死亡、昏迷或严重残疾,即使存活,亦难以自理生活。心房颤动脑栓塞常在瞬间发生,令人猝不及防,又极具破坏力,对患者的健康形成致命的威胁,为患病的家庭造成沉重的打击,也给社会和医疗带来了沉重的负担。

医生明确建议需要进行抗凝治疗的心房颤动患者,如不接受抗凝治疗会有什么危害?

心房颤动除可诱发或加重心力衰竭外,还可以引起脑卒中及全身各部位的体循环栓塞,可使总死亡率和心血管死亡率增加2倍。相对于健康人群,心房颤动患者的生活质量显著下降。心房颤动持续48小时以上即可发生左心房附壁血栓,左心耳是最常见的血栓附着部位。

心房颤动最严重的并发症是心源性脑卒中,占心房颤动血栓栓塞并发症的80%。心源性脑卒中比动脉硬化性脑卒中更严重,死亡率更高,住院时间更长,遗留的肢体功能障碍更严重。心房颤动所致的心源性脑卒中,即造成脑血管堵塞的“凶手”,是由心脏中脱落的栓子,在栓子脱落以前,脑血管没有形成有效侧支的条件;在栓子脱落引起血管堵塞时,已没有充足的时间。这是由心房颤动引发的脑卒中症状较重、预后较差的原因。

其次,心房颤动所致的肠系膜上动脉栓塞发病率低、症状不典型,常常被误诊。如果临床上心房颤动合并不明原因的腹痛,治疗后不见好转,则须警惕肠系膜上动脉栓塞的可能,完善检查,及时明确诊断。心房颤动造成冠状动脉血栓,导致心肌梗死,也是一种致死性心血管并发症。心房颤动造成的其他体循环栓塞亦可造成轻重不一的危害。有约10%的血栓会沿着动脉到达身体的其他器官,堵塞肠系膜动脉、肾动脉或下肢动脉,引起急腹症、肾动脉栓塞或下肢动脉栓塞等。

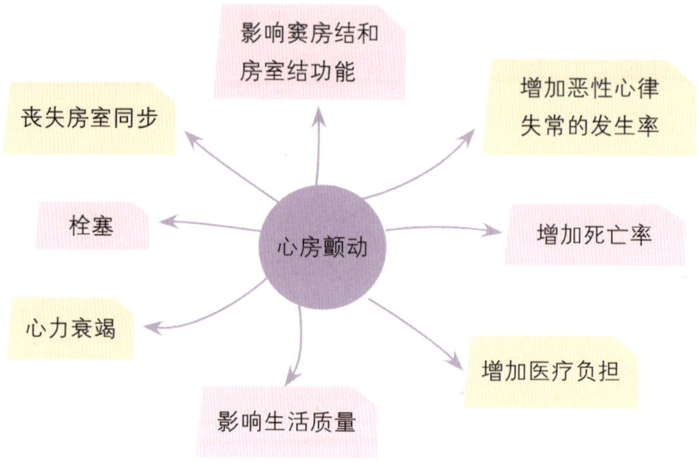

心房颤动导致脑卒中的主要原因是,它是一种血栓栓塞性疾病。血栓的形成与心房颤动时心房丧失了节律性机械收缩,致左心耳血流速度减慢、血液瘀滞有关。栓子脱落后,直接进入颈动脉和椎动脉系统,造成脑卒中。如果患者的心房颤动不能转复为窦性心律,在控制好心室率的基础上。预防心房颤动患者的栓塞并发症就显得尤为重要了,如果患者的评分适合进行抗凝治疗,出血风险较小,也就是说,患者进行抗凝以后的获益可能大于其出血风险,那么此类患者就需要进行抗凝治疗。

治疗心房颤动的抗凝药物有哪些?

口服抗凝药是目前预防心房颤动血栓栓塞并发症最有效的方法,可使至少60%的心房颤动患者避免发生脑栓塞。心房颤动抗凝治疗前应评估血栓栓塞和出血风险,权衡利弊,尤其是对于老年患者。使用口服维生素K拮抗剂(VKA)华法林或新型口服抗凝药,如利伐沙班、达比加群等,进行长期抗凝治疗,是预防脑卒中复发最有效的治疗方案。金属人工瓣膜及瓣膜性心房颤动患者需要使用华法林抗凝,非瓣膜性心房颤动患者可使用华法林或新型口服抗凝药抗凝。华法林价格低廉,但需要频繁监测凝血功能,以调整用药剂量,因其用药安全窗较窄,过量使用容易造成严重出血,剂量不足又效果有限,且华法林的使用剂量个体差异较大,并与多种药物和食物有相互作用。利伐沙班、达比加群、阿哌沙班、艾多沙班等新型口服抗凝药安全性高，使用方便，不用监测，但花费较高。综合考虑其效果及安全性，对于非瓣膜性心房颤动患者，新型口服抗凝药比传统口服维生素K拮抗剂华法林临床净获益更显著。

抗凝治疗可应用华法林和新型口服抗凝药，可根据患者的经济情况和依从性等进行选择。近期的大型随机试验证实，直接口服抗凝药不劣于华法林，应作为抗凝首选药物。常用的直接口服抗凝药主要有达比加群酯、利伐沙班、阿哌沙班等。

华法林的最佳抗凝强度为INR 2.0~3.0，此时出血和血栓栓塞的危险均最低。治疗检测的频率应该根据患者的出血风险和医疗条件确定，如需调整剂量，应重复检测频率，直到剂量稳定。由于老年患者的华法林清除减少，合并其他疾病或合并用药较多，应加强监测。服用华法林INR稳定的患者最长可以3个月检测1次INR。

新型口服抗凝药无须监测凝血指标，监测重点在于对肾功能的动态监测，并根据肾功能调整药物的剂量。监测方法：对于正常或肾功能轻微下降的患者，应每年检测肾功能，中度肾功能受损者应每年测定2~3次，并根据肾功能调整剂量。

心房颤动患者在进行抗凝治疗时有哪些注意事项？

心房颤动患者在进行抗凝治疗时需要注意出血反应和非出血反应。

出血反应

出血反应可表现为轻微出血和严重出血，前者包括鼻出血、牙龈出血、皮肤黏膜瘀斑、月经过多等；后者可表现为肉眼血尿、消化道出血，最严重的可发生脑出血。

服用华法林患者的出血风险与抗凝强度相关，还与患者是否为初始用药、长期用药但未定期监测凝血指标相关。当由于抗凝过度、INR升高而导致患者出血时，不必立即停药或减量，应寻找原因，并加强监测。患者若出现与华法林相关的严重出血，首先应该立即停药，可静注维生素$K_1$5~10mg，必要时输注新鲜血浆、凝血酶原复合物迅速逆转抗凝。需要注意的是，过多地输入血液制品可促进血栓栓塞形成，使用大剂量维生素K_1也有相同的风险，因此，应根据患者的出血情况和INR慎重使用血液制品和维生素K_1。此外，静脉应用维生素K_1时，应注意药物过敏反应的风险。若发生与华法林相关的脑出血，在随访脑CT扫描确定脑内血肿逐步吸收后，大多数患者可在脑出血后2~4周重新开始抗凝治疗。

目前针对新型口服抗凝药的拮抗剂尚未在国内上市，对于用药期间出现严重出血并发症的患者，应首先停用药物，并根据出血情况应用凝血因子、输注新鲜血浆等。

抗血小板药物阿司匹林导致的出血主要为胃肠道出血，必要时可联合应用质子泵抑制剂或H_2受体拮抗剂。阿司匹林不耐受者，可用氯吡格雷替代。

非出血反应

▶华法林

罕见的不良反应包括皮肤坏死和肢体坏疽，通常在用药的第3~8天出现，可能与蛋白C和蛋白S缺乏有关。华法林还能干扰骨蛋白的合成，导致骨质疏松和血管钙化。此外，近年也提出使用华法林可能导致急性肾功能损害（华法林相关肾病），虽然目前相关研究有限，但药师在进行药学监护时也应引起足够的重视。

▶新型口服抗凝药

服用达比加群酯常见胃肠道相关不良反应。服用利伐沙班、阿哌沙班期间，应观察患者是否有神经功能损伤症状和体征（如腿部麻木或无力、肠或膀胱功能障碍），如观察到神经功能损伤，应立即进行诊断和治疗。

■ 什么是肺动脉栓塞？

很多医院都会遇到这样的病例：手术做得很成功，术后恢复也挺顺利，患者却突然死去了。这样的事情让医生很痛惜，更让患者的家属难以接受。

其实，在人群中还有一种异常危险的隐形杀手：每1000人中就会有一人发病，10%~30%的患者在确诊后一个月内死亡，1/3的确诊患者10年内将再次发病。这究竟是一种什么病，让人毛骨悚然、不寒而栗？——“肺动脉栓塞”就是造成这一状况的幕后黑手，一个容易被大家忽视的“沉默杀手”。今天我们就来聊一聊这个“沉默的杀手”。

什么是肺动脉栓塞？肺动脉栓塞是以各种栓子阻塞肺动脉或其分支导致的一组疾病或临床综合征的总称，通俗地说，就是血栓堵住了肺动脉。血栓是从哪里来的呢？大多数情况下，栓子来自静脉系统血栓的脱落。栓子顺着静脉血流回流至心脏，再从心脏流入肺动脉。其中，源于下肢静脉的血栓最为多见，也可以是由上肢静脉血栓或盆腔静脉血栓脱落造成；还有一些情况是由长入静脉系统的肿瘤脱落造成的。根据栓子的来源，可分为肺血栓栓塞症、脂肪栓塞综合征、羊水栓塞、空气栓塞等，其中，肺血栓栓塞症是肺栓塞最常见的类型，具体来说，就是来自静脉或右心房的血栓脱落，阻塞了肺动脉或其分支，从而引起肺循环障碍的一种临床综合征。

之所以说肺动脉栓塞病情凶险，是一种致死性疾病，是因为肺动脉一旦堵塞，会同时出现两方面的结果：

- 肺动脉离心脏很近，血容量比体动脉少得多，一旦堵塞，心脏里的血液就很难再泵到肺动脉里，心脏内压力急剧升高，会迅速发生心力衰竭，直接导致患者猝死。

- 肺动脉一旦堵塞，血液便不能流入肺泡，无法完成气体交换，血液中的氧气含量会急剧下降，导致呼吸功能衰竭。通俗地说，就是患者很快会被憋死。

肺动脉栓塞发生时常无明显诱因，部分患者在休息时就已经存在栓塞，有些则在发病后几天内才出现症状，因此耽误了最佳的治疗时机。肺栓塞的临床症状和体征缺乏特异性，起病一般急骤、隐匿，发现较晚，病死率和致残率高，易被误诊，称之为“沉默的杀手”一点儿不为过。

哪些情况会增加肺动脉栓塞的发生风险?

由于肺动脉栓塞早期可能无明显症状,不易察觉,当病情进展,可出现下肢肿胀、疼痛,肿胀进一步加重,会出现下肢发绀,并引起下肢血运障碍。当血栓脱落移行至肺动脉,引起肺动脉栓塞,可出现胸闷、胸痛、呼吸困难甚至猝死。如成功度过危险期,血栓机化又会引起肺动脉高压,下肢静脉狭窄、闭塞,而造成下肢溃疡、肿胀。血栓脱落的概率与时机难以预料,正是因为其形成及脱落得悄无声息,所以临床上也称之为“沉默的杀手”。

肺动脉栓塞

最常见原因

- 下肢深静脉血栓

其他原因

- 外科手术
- 分娩
- 骨折
- 长期卧床
- 肿瘤
- 肥胖
- 下肢深静脉炎

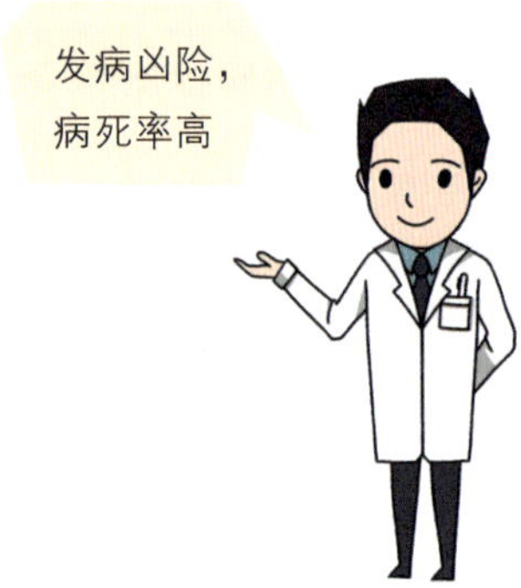

任何人都有可能患肺动脉栓塞,有些情况会增加患肺动脉栓塞的风险,这些情况需要特别注意。

1 近期有髋部或腿部骨折、髋或膝关节置换、大手术或创伤、脊髓损伤者(3个月内)属于肺动脉栓塞高危人群,应提高警惕。

2 患有恶性肿瘤、做过化疗、应用激素治疗、瘫痪、呼吸衰竭、口服避孕药者为中危人群。

3 卧床超过3天、久坐、吸烟、肥胖及患有静脉曲张等属于低危人群,长途旅行久坐时应活动双腿,吸烟者应戒烟。

4 妊娠或产后女性，危险可长达产后3个月。

5 大静脉内有留置导管者。

有上述危险因素者，应定期到医院进行下肢静脉彩超检查，如确有深静脉血栓，必要时（如不能使用抗凝药）可置入静脉滤器，但这种滤器不能阻止新的血栓形成。服用抗凝药的患者通常不建议使用静脉滤器。

哪些症状提示可能发生了肺动脉栓塞？

肺动脉栓塞临床症状多样，出现以下症状时，要考虑到可能是肺动脉栓塞的表现：

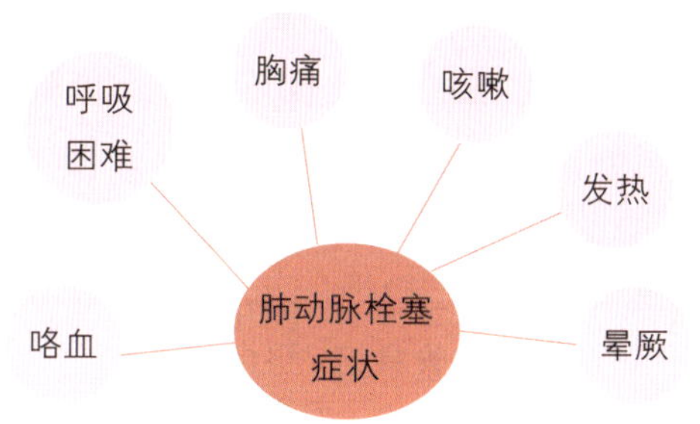

1 不明原因的呼吸困难及气促：患者既往并没有慢性支气管炎、肺气肿等慢阻肺病史，也没有哮喘等肺部疾病，突发显著的胸闷、气短，活动后尤其加重，常伴嘴唇呈青紫色。

2 伴有压榨性的胸痛：有时类似于心绞痛的症状，区别是心绞痛含服硝酸甘油后多可缓解，而肺动脉栓塞不行，出现这种情况就需要及时到医院就诊。

3 咯血：常为少量，少数患者也可大量咯血。

4 晕厥：排除脑血管疾病、心脏疾病及低血糖等，如突然晕倒，应考虑肺动脉栓塞的可能。

5 咳嗽:常表现为干咳。

6 心悸、烦躁不安、惊恐甚至濒死感。

肺动脉栓塞患者常同时合并上述症状的几种,其中呼吸困难、胸痛和咯血是最典型的症状,临床上称之为肺动脉栓塞“三联征”。

用于肺血栓栓塞症的抗凝药物有哪些?

抗凝治疗为肺血栓栓塞症的基础治疗手段,可以有效地防止血栓再形成和复发,同时促进机体自身的纤溶机制溶解已形成的血栓。一旦明确急性肺血栓栓塞症,宜尽早启动抗凝治疗。目前应用的抗凝药物主要分为胃肠外抗凝药物和口服抗凝药物。胃肠外抗凝药物主要包括以下几种:肝素、低分子肝素、磺达肝癸钠、阿加曲班、比伐芦定等。口服抗凝药物主要包括以下2种:华法林和新型口服抗凝药,包括利伐沙班、阿哌沙班和艾多沙班、达比加群酯等。

华法林

胃肠外初始抗凝治疗启动后,应根据临床情况及时转换为口服抗凝药物。最常用的是华法林,华法林的初始剂量可为3.0~5.0mg,>75岁和出血高危患者应从2.5~3.0mg起始,INR达标之后,可以每1~2周检测1次INR,推荐INR维持在2.0~3.0(目标值为2.5),稳定后,可每4~12周检测1次。

新型口服抗凝药

这类药物并非依赖于其他蛋白,而是直接抑制某一靶点产生抗凝作用,目前主要包括直接Ⅹa因子抑制剂与直接Ⅱa因子抑制剂。直接Ⅹa因子抑制剂的代表药物是利伐沙班、阿哌沙班和艾多沙班等。直接凝血酶抑制剂的代表药物是达比加群酯。如果选用利伐沙班或阿哌沙班,在使用初期需给予负荷剂量(利伐沙班15mg,2次/天,3周;阿哌沙班10mg,2次/天,1周);

如果选择达比加群酯或者艾多沙班，应先给予胃肠外抗凝药物5~14天。具体的用法用量为：达比加群酯胃肠外抗凝至少5天，每次150mg，每日2次；利伐沙班15mg，每日2次，使用3周，后改为20mg，1次/天。

急性肺血栓栓塞症患者在进行抗凝治疗时有哪些注意事项？

明确抗凝治疗的起始时间

急性肺血栓栓塞症患者如无法进行溶栓治疗，单纯进行抗凝治疗，排除抗凝治疗禁忌即可进行，应保证抗凝治疗的及时性。对于序贯溶栓后的抗凝治疗，治疗时间需要根据患者的实验室相关血凝指标确定。

（1）肝素或低分子肝素的起始治疗时间：在溶栓治疗后2~4小时即需复查活化部分凝血活酶时间，当其水平低于基线值2倍（或<80）时，即可开始给予规范肝素治疗。

（2）华法林的起始治疗时间：在肝素或低分子肝素应用后的第24~48小时加用口服抗凝药华法林，由于华法林需要数天才能发挥全部作用，因此需要与肝素或低分子肝素重叠应用至少4~5天，当连续2天测定的国际标准化比值达到2.5（2.0~3.0）时，即可停用肝素或低分子肝素，单独口服华法林治疗。

调整抗凝治疗药物剂量

药学监护过程中需要注意：抗凝治疗过程中肝素类药物剂量的确定多根据患者的体重进行计算，同时可以根据患者的凝血常数进行调整，对于普通肝素更是如此。

（1）使用低分子肝素时，剂量一般按体重给予，且无须检测活化部分凝血活酶时间；药学监护过程中，需要注意对过度肥胖者或孕妇易监测血浆抗Xa因子活性，并据以调整剂量；普通肝素治疗根据活化部分凝血活酶时间调整剂量，活化部分凝血活酶时间目标范围为基线对照值的1.5~2.5倍。

开始治疗的最初24小时内需要每4小时测定一次活化部分凝血活酶时间，并根据该测定值调整普通肝素的剂量，每次调整剂量后3小时测定活化部分凝血活酶时间，使活化部分凝血活酶时间尽快达到并维持在正常值的1.5~2.5倍。治疗达到稳定水平后，改为每日上午测一次活化部分凝血活酶时间。

（2）关于华法林的初始剂量，国内外指南有所不同，较常见的治疗方案为2.0~3.0mg/d，应根据国际标准化比值或凝血酶原时间调节华法林剂量。药学监护的重点在于告知患者及时复查国际标准化比值等凝血指标。

抗凝治疗的并发症及治疗

肺血栓栓塞症患者行抗凝治疗，其常见并发症与其他疾病治疗相同，主要分为出血反应和非出血反应。除出血反应外，肝素可能诱发血小板减少症，且偶有过敏反应，早期大量使用时有骨质疏松的报道；华法林有可能引起血管性紫癜，导致皮肤坏死，多发生于治疗前几周。

发生肺血栓栓塞症后抗凝治疗的疗程有多长？

抗凝治疗的标准疗程为至少3个月。部分患者在3个月的抗凝治疗后，血栓的危险因素持续存在，为降低其复发率，需要继续进行抗凝治疗，通常将3个月以后的抗凝治疗称为延展期抗凝治疗。

急性肺血栓栓塞症患者是否要进行延展期抗凝治疗，需要充分考虑延长抗凝疗程的获益/风险比来确定，如特发性静脉血栓栓塞症、复发性静脉血栓栓塞症、相关危险因素持续存在、活动期肿瘤、存在残余血栓及D-二聚体水平持续升高等，静脉血栓栓塞症的复发风险进一步增加，延展期抗凝对于预防静脉血栓栓塞症的复发具有重要意义。

延长抗凝疗程会带来出血的风险。出血的危险因素包括高龄、近期出血、肿瘤、肝肾功能不全、血小板减少、贫血等，具备2个以上（含）上述危险因素者，出血风险会进一步增加。需要在出血和复发之间寻求风险与获益的最佳平衡点，如果复发风险显著超过出血风险，则需要延长抗凝治疗时间。

1 有明确可逆性危险因素的急性肺血栓栓塞症，在3个月的抗凝治疗后，如危险因素去除，建议停用抗凝治疗。

2 危险因素持续存在的肺血栓栓塞症，在3个月抗凝治疗后，建议继续抗凝治疗。

3 特发性肺血栓栓塞症治疗3个月后，如果仍未发现确切的危险因素，同时出血风险较低，推荐延长抗凝治疗时间，甚至终身抗凝。

4 特发性肺血栓栓塞症治疗3个月后，如出血风险高，建议根据临床情况，动态评估血栓的复发与出血风险，以决定是否继续进行抗凝治疗。

如何科学预防肺动脉栓塞?

发生肺动脉栓塞后，虽然有进一步治疗的方法，但由于这种病很危险，因此，做好预防非常重要。预防肺动脉栓塞的根本是预防静脉血栓形成。

长时间不动须警惕

长时间不动易导致下肢静脉血栓形成，如久坐、久卧，坐长途汽车、飞机等，因为下肢血流减慢，很容易形成静脉血栓。如果出现上述症状，应立即想到肺动脉栓塞的可能。久坐者建议多活动，也可穿梯度压力弹力袜，促进静脉血液循环。

手术、外伤后须警惕

手术、外伤后，由于身体的出凝血平衡被打破、微血管损伤激活凝血系统、血液流动减慢、身体摄入水分减少造成血液浓缩等原因，易造成深静脉血栓形成，需要警惕。

在医院内，无论因为手术(特别是骨骼或关节手术与癌症手术)，还是因为严重的内科疾病，符合适应证且无禁忌证者都可以给予抗凝药，以降低血栓的风险。在妊娠期间，也可以给有高静脉血栓形成风险的女性患者提供抗凝药。在所有可能的情况下，手术后尽快活动可以降低血栓的风险。

合并其他导致高凝状态疾病时须警惕

合并其他导致高凝状态疾病的患者，最常见的有肿瘤、免疫系统疾病、肾病患者等。这些患者随时都有形成静脉血栓、血栓脱落堵塞肺动脉的可能。有高危因素者，需要在医生的指导下进行预防和治疗。静脉血栓的形成最常见于腿部，然而，它可以发生在身体的任何部位，如手臂、腹部、骨盆及大脑的静脉。

约1/3的患有静脉血栓栓塞的患者将在未来10年内经历重复的血栓栓塞事件。凝血块可能需要一年或更长的时间才能分解或稳定，并使血流恢复正常。如果患者之前接受过抗凝药物治疗，并且经历过重复的静脉血栓栓塞事件，医生可能会建议更改药物剂量，或换成不同类型的抗凝药物。

患者应定期检查、随访检查和治疗，与医生讨论复发的风险，按照医生的规定服用所有药物，并根据主治医生的医嘱增减药物。

总之，对待肺动脉栓塞，早期识别危险因素并进行预防是关键。发现症状，应及时到医院就诊，以将肺动脉栓塞的危害降到最小。

要预防肺动脉栓塞，首先要预防血栓的形成

1. 每天喝足水

每天喝水1500~2000mL避免血液黏稠

2. 饮食结构合理

要低脂、低盐、低糖，以素为主，
粗细粮均衡搭配
可以常吃一些帮助降低血液黏稠的食物
如洋葱、黑木耳、香菇、菠萝、西红柿、橘子、芹菜、胡萝卜、山楂、海带、玉米等

下肢静脉血栓患者要注意

1. 避免久坐、久站、久卧

要适当起来走一走，活动一下
平时自己坐着的时候，可以多做踮脚或者勾脚的动作，加速血液循环

2. 不穿太紧的裤子和袜子

泡脚按摩应该是个好办法吧?

已经得了静脉血栓的人，不要随便按摩腿部，否则有可能导致血栓脱落，导致肺动脉栓塞

瓣膜性心脏病患者如何进行抗凝治疗？

瓣膜性心脏病是指心脏瓣膜上存在着结构或功能上的异常，或者两者兼有。心脏瓣膜置换术后血栓形成是瓣膜置换术后最常见的危及生命的并发症。一般认为，动脉或静脉血栓形成是由凝血机制异常增强所致。血小板和（或）血管壁功能异常往往是体内血栓形成的始动因素。瓣膜置换术引起血栓栓塞的一个重要原因是血流缓慢、二尖瓣瓣膜血栓发生率高。血流阻滞使激活的凝血因子不能及时清除，致局部的凝血因子浓度增高，引起血管内皮细胞损伤。内皮细胞损伤可引起组织纤溶酶原活化素释放减少，纤溶功能受抑制，导致血栓形成。心脏瓣膜置换术后，血液成分与人工瓣膜长期接触，造成血液在瓣口血流动力学改变，易于发生血小板聚集和血栓形成，从而显著增加了血栓栓塞的风险。瓣膜上附着的血栓不仅会影响瓣膜的功能，甚至可能引起包括脑卒中在内的全身各部位的栓塞。因此，瓣膜性心脏病的抗凝治疗具有非常重要的临床意义，人工瓣膜血栓栓塞的发生率随瓣膜种类、瓣膜类型及瓣膜置换区的不同而呈较大的差异。瓣膜置换术后应根据不同类型的人工瓣膜和相伴血栓栓塞的危险选择相对适宜的抗凝治疗。

风湿性二尖瓣疾病左心房内径>55mm、风湿性二尖瓣疾病并发左下心房血栓、风湿性二尖瓣疾病合并心房颤动或存在全身性栓塞史，推荐维生素K拮抗剂治疗；人工机械瓣置换者推荐维生素K拮抗剂终身抗凝治疗；人工生物膜置换疗程为3~6个月。

瓣膜性心脏病患者在进行抗凝治疗时有哪些注意事项？

华法林抗凝疗效监测

华法林的有效性和安全性与其抗凝效应密切相关，效应关系在不同的个体，国际标准化比值有很大的差异，因此必须考虑华法林的药代动力学、药效学和患者个人特有的因素（种族、顺应性、适应证）等信息，确定患者的目标国际标准化比值范围。长期接受华法林治疗的患者,其饮食变化、合并用药、治疗依从性差或酗酒和疾病,都可能影响维生素K和凝血因子的代谢,从而导致华法林的抗凝活性发生改变,并导致国际标准化比值出现波动。住院患者口服华法林2~3天后开始每日或隔日监测国际标准化比值,直到国际标准化比值达到治疗目标,并维持至少2天。此后,根据国际标准化比值结果的稳定性,数天至1周监测1次。一般需要每周化验1次,如果经过一个月,国际标准化比值稳定,华法林剂量也无须变化太大,可以每两星期化验1次。如果在延长化验间隔时间后,国际标准化比值和华法林剂量仍然稳定,可每月化验1次。如果连续2~3次化验的国际标准化比值都稳定,可改为每3个月1次。对于监测中出现异常结果者,应立即复查,以排除检查误差。如果复查后确认结果无误,应在医生的指导下调整药量。如果测得的国际标准化比值>3.0,须当天停药一次,第二天继续化验。

不良反应的监护和处理

出血反应

抗凝治疗可增加患者出血性并发症的风险,因此,在治疗前及治疗过程中,应注意对患者的出血风险进行评估,并确定相应的治疗方案,须明确药物的禁忌证,对于高风险人群禁用或慎用,在严密监测的前提下,及时发现并处理。还须注意临床症状的变化,仔细观察可疑出血迹象,包括皮下瘀点、瘀斑、紫癜、鼻出血、呕血、尿液偏红、排便变黑等。使用抗凝药物期间,应定期监测凝血功能。长期采用华法林进行抗凝治疗时,其导致出血事件的发生率因不同的治疗人群而异。服用华法林患者的出血风险与抗凝强度有关,此外,与患者相关的出血危险因素还有出血病史、年龄、肿瘤、肝脏和肾脏功能不全、脑卒中、酗酒、合并用药尤其是抗血小板药物。

非出血不良反应

除了出血以外,华法林还有罕见的不良反应:急性血栓形成,可表现为皮肤坏死和肢体坏疽,通常在用药的第3~8天出现,可能与蛋白C和蛋白S缺乏有关。此外,华法林还能干扰骨蛋白合成,导致骨质疏松和血管钙化。

肝功能障碍患者如何进行抗凝治疗?

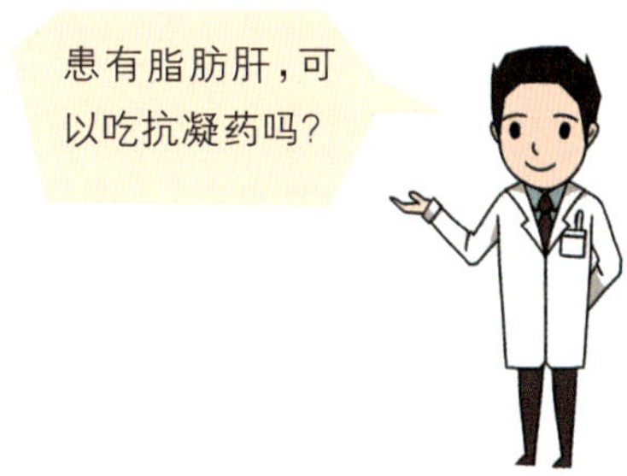

几乎所有参与止血凝血过程的凝血因子、凝血调节蛋白和纤溶系统成分均在肝脏中合成，而循环中被激活的凝血因子和纤溶酶激活物则主要在肝脏中清除。当发生肝脏疾病时，从没有活性的酶原性凝血因子到激活的凝血因子、从抗凝血因子到纤溶，各个阶段都可能受到不同程度的影响，反映到实验室检查则表现为复杂多变的异常。

根据肝损害的程度，一般分为轻度、中度及重度肝病，出血的发生及程度与肝损害的轻重密切相关。

肝病导致肝功能降低，导致肝CYP450酶活性和含量减少，将影响药物的代谢和排泄。某些通过肝代谢成活性代谢产物的前药疗效可能降低，如氯吡格雷，但普拉格雷不受肝功能状态的影响。替格瑞洛经肝代谢，重度肝损伤患者体内的暴露水平可能增加，增加出血和其他不良反应的发生率。另有经肝代谢失活的药物，在体内暴露水平升高，不良反应增加。

因此，在此类人群中使用抗凝药物，需要密切观察是否有出血不良反应，以及肝功能和凝血指标。

肾功能障碍患者如何进行抗凝治疗?

肾功能障碍患者，肾脏的消除能力降低，给予经肾消除的抗血栓药物治疗时，需要调整剂量或降低静脉滴注速率，如比伐芦定、依替巴肽、替罗非班等。也可改用其他药物，如阿昔单抗。磺达肝癸钠、利伐沙班和阿哌沙班禁用于重度肾功能损害患者，可给予替格瑞洛、肝素和华法林抗血栓治疗。

肾功能障碍是ACS预后不良的独立危险因素。要重视这些患者的药物治疗，正确评价肾功能：

(1)血小板糖蛋白Ⅱb/Ⅲa受体拮抗剂(目前临床上常用的主要有替罗非班和依替巴肽两种):肌酐清除率<30mL/min者慎用。

(2)低分子肝素:①依诺肝素:eGFR<30mL/(min·1.73m²)不建议使用,30~60mL/(min·1.73m²)的肾功能障碍患者减半量;②低分子钙素钙:治疗血栓栓塞,UA/NSTEMI时,轻至中度者的剂量应减少25%;③达肝素钠:严密监测,严重者用普通肝素替代。

(3)磺达肝癸钠:肌酐清除率<20mL/min的严重肾脏损害者禁用。

对肾功能障碍患者须谨慎使用低分子量肝素,并应根据抗Ⅹa因子活性在0.6~1.0IU/mL范围内推荐皮下注射每日2次,当抗Ⅹa因子活性在1.0~2.0IU/mL范围内,推荐皮下注射每日1次,目前有更多的证据支持达肝素钠对于肾功能的影响小于其他低分子量肝素。

对于有高度出血危险的患者,以及严重肾功能不全患者,抗凝治疗首选普通肝素,而不是低分子量肝素和新型的抗凝药物。

■ 周围动脉闭塞性疾病患者进行抗凝治疗时有哪些注意事项?

周围动脉闭塞性疾病的基础治疗为抗凝治疗,抗凝治疗涉及的药物有三大类,分别是抗血小板药物、溶栓药物和抗凝药物。

抗凝药物根据不同的病情和手术类别,可以选用肝素、低分子肝素和华法林等抗凝药物。在术中及术后初期,临床药师主要对普通肝素、低分子肝素的抗凝治疗进行药学监护,术后长期抗凝治疗主要就是针对华法林的使用,如前所述,使用华法林的患者要定期监测国际标准化比值。

出血症状的监测

抗凝治疗可增加患者的出血性并发症风险,须注意临床症状的变化,仔细观察出血迹象,包括皮下瘀点、瘀斑、紫癜、鼻黏膜出血、呕血、尿液偏红、排便变黑等;使用抗凝药物期间应定期监测患者的凝血功能。

非出血不良反应

普通肝素

防止因肝素引起的血小板减少症，在第1天进行血小板计数，并在给药后的第4~14天每2~3天检测一次血小板计数，直至停药。

华法林的罕见不良反应

华法林的罕见不良反应还有急性血栓形成，可表现为皮肤坏死和肢体坏疽，通常在用药的第3~8天出现，可能与蛋白C和蛋白S缺乏有关。此外，华法林还能干扰骨蛋白的合成，导致骨质疏松和血管钙化，这些不良反应都需要临床药师进行密切的观察和监护。

注意药物相互作用的发生

对服用华法林的患者应特别关注，分析合用药物是否会引起华法林抗凝作用的改变，如有影响，要及时提醒医生。

妊娠期女性患者可以接受抗凝治疗吗？

对妊娠期女性患者的抗凝治疗考虑到胎儿和母体的顺应性，对静脉血栓栓塞女性推荐使用低分子量肝素进行抗血栓治疗，病情严重的，推荐产后持续用药6个月。抗磷脂抗体综合征患者产前预防给予低分子量肝素或合用阿司匹林。对有出血倾向和出血史的患者不推荐进行预防给药。

肝素和低分子肝素并不分泌入乳汁，可安全地应用于哺乳期女性。大剂量阿司匹林（理论上）可损害血小板功能，并引起婴儿低凝血酶原血症，如果新生儿的维生素K储备不足，还会导致瑞夷综合征，因此应禁止使用。华法林对母乳喂养的婴儿不产生抗凝效果，因此产后应用是安全的。长期接受肝素治疗的患者可在产后适当时候改为华法林。婴儿应用醋硝香豆素时，需要预防性给予维生素K。

例如，妊娠合并肺血栓栓塞症患者，对于此类患者，接受溶栓治疗的药学监护原则在于必须考虑孕妇和胎儿的安全，是否溶栓取决于患者的病情，若合并血流动力学不稳定，可以进行溶栓治疗，方案与非妊娠患者相同；其中rt-PA和链激酶均不易通过胎盘，可以应用，尿激酶能通过胎盘，妊娠期间使用的安全性尚缺乏资料；然而，溶栓治疗后孕妇的出血发生率在8%左右，通常是阴道出血；与单用肝素治疗重度急性肺血栓栓塞症的病死率相比，这种出血风险可以接受。药学监护中须明确：注意分娩时不能使用溶栓治疗，除非在栓塞极为严重、危及生命且外科取栓手术无法马上进行的情况下，可谨慎溶栓。

■ 儿童接受抗凝治疗可选择的抗凝药物有哪些？

儿童止凝血系统的生理特点与成年人有所不同。儿童的生理、病理、对抗凝药物的反应性、流行病学特征和药物治疗的长期效果都不同于成年人。血液系统呈动态发育阶段，使得抗凝药物和血液系统间的相互作用不同于成年人。抗凝药物在婴儿和儿童体内的药代动力学性质呈年龄依赖性。婴儿血容量不足，常规实验室监测有一定的困难，因此，增加了抗凝治疗的风险。对于儿童的抗凝治疗，大部分推荐证据依然很薄弱。除了血栓部位的特异性和视具体临床情况而定的血栓管理策略外，迫切需要相关研究，以解决药物的合适目标范围和检测要求等问题。

儿童抗凝治疗常用的抗凝药物有肝素、低分子量肝素和维生素K拮抗剂，一些新型抗凝药物也逐渐用于预防和治疗婴儿和儿童血栓形成。考虑到儿童生理病理状态的特殊性，通常直接以抗凝药物在儿童体内的药代和药效性质制订的个体化治疗方案是由成年人的治疗方案比较而来，但这种方法未能充分考虑到儿童生理病理状态的特殊性。

直接以抗凝药物在儿童体内的药代和药效性质制订个体化的治疗方案可以显著提高治疗的成功率。根据美国胸腔医师学会最新指南，儿童普通肝素目标治疗范围是滴定抗Xa因子活性0.35~0.7IU/mL或相应APTT或鱼精蛋白滴定0.2~0.4IUmL/mL（级别2C）。LMWH监测皮下注射4~6小时后滴定抗Xa因子活性的目标范围是0.5~1.0IU/mL。

孕产妇的抗凝治疗有哪些禁忌？

抗凝治疗并非一概而论，普通孕产妇无须常规接受抗凝治疗，但当合并心房颤动、心室功能受损、肺动脉高压、发绀型心脏病、单心室串联循环、静脉血栓和肺动脉栓塞时，则具备抗凝治疗的适应证。孕产妇在接受抗凝治疗的过程中，须注意维生素K拮抗剂等口服抗凝药对胎儿的毒性作用，并应根据血容量和肾功能情况及时调整药物剂量。双香豆素类药物可通过胎盘，有潜在的致畸和增加胎儿并发症的危险，在妊娠期应避免使用。妊娠第6~12周，孕妇如服用华法林，有10%~25%的胎儿可发生鼻发育不良、骨骺发育不良、肢体发育不良，这种异常可能是由华法林抑制了芳基硫酸酯酶E所致。华法林还可导致胎儿中枢神经系统异常、眼部异常（包括视神经萎缩、小眼畸形）、胎儿出血和死亡及胎盘早剥。华法林在母乳中的分泌量极少，对母乳喂养的胎儿不会产生抗凝作用，因此，分娩后使用华法林是安全的。

静脉血栓栓塞的标准抗凝治疗是根据体重调整剂量，并监测抗Xa因子水平的低分子量肝素治疗。对于大面积栓塞合并肾衰竭的患者，推荐静脉使用普通肝素；对于合并低血压或休克的大面积栓塞患者，推荐溶栓治疗，但不推荐使用新药，如磺达肝素、利伐沙班。

建议根据妊娠周期选择抗凝药物：在妊娠第2周期到预产前1个月，推荐使用维生素K拮抗剂；在妊娠第1周期和妊娠最后1个月，推荐皮下注射低分子量肝素（根据体重调整剂量），不推荐服用新型口服抗凝药，如达比加群酯，因大剂量服用此类药物可能对胎儿产生毒性作用。对于有高危栓塞风险的心房颤动患者，单独或双联抗血小板治疗（阿司匹林和氯吡格雷）均不及华法林有效。

肿瘤患者如何选择抗凝药物？

肿瘤患者的血液处于高凝状态，发生静脉血栓栓塞的风险极高，并且早期死亡率高。由于药物的毒性反应及并发症，针对这类人群，安全有效地预防静脉血栓栓塞面临着巨大的挑战。接受化疗及活性药物治疗的肿瘤患者，血栓栓塞的风险明显增加，尤其是使用抗血管再生的药物，如常用的恩度、贝伐珠单抗、安罗替尼等，血栓栓塞的发生率较高。激素治疗特别是他莫昔芬的应用及促红细胞刺激因子等可增加血栓栓塞的风险，住院患者同样面临着较高的风险，因此，应在评估血栓栓塞的风险后，使用抗凝药物进行预防或治疗。

主要的抗凝药物包括肝素、低分子肝素、华法林、利伐沙班、达比加群酯等。

对于门诊接受治疗的低风险患者，不应向其常规提供药物性血栓预防。在没有明显出血风险因素及药物相互作用的前提下，可以用阿哌沙班、利伐沙班或低分子量肝素对高风险的门诊癌症患者进行血栓预防。

对于住院治疗的患者，存在活动性出血、出血风险高或其他禁忌证，所有接受大手术的癌症患者应该使用普通肝素或低分子肝素进行药物性血栓预防。

对于已经存在静脉血栓栓塞的癌症患者，最初的抗凝治疗可能包括肝素、低分子肝素、磺达肝素或利伐沙班。对于长期的抗凝治疗，优选使用至少6个月的低分子肝素、艾多沙班或利伐沙班，因为其疗效优于维生素K拮抗剂。尽管维生素K拮抗剂疗效较差，在无法获得低分子肝素或新型抗凝药物时也可以使用。

对于肿瘤患者，在服用华法林期间，为了保证华法林的抗凝效果和控制出血风险，需要定期检测凝血功能，主要监测国际标准化比值（INR），INR一般应保持在2.0~3.0（用药维持的目标值以医生规定的为准），INR>3.0（或是大于目标值）时须立即停药，直至INR降到目标值以下才可继续服用，并与医生沟通，进行剂量的调整。刚开始服用华法林时，应每2天或3天检测1次INR，把剂量调整至一个安全并有效的范围。如果一直保持一个稳定的状态，可逐渐延长检测时间，比如开始每周3次，两周稳定后，可以调整为每周2次检测，继续稳定，可以延长至每周1次，慢慢过渡到两周1次，甚至有些长期服用华法林的患者可一个月测1次或是间隔更长。

利伐沙班在用于恶性肿瘤相关血栓形成的治疗上，净获益显著大于依诺肝素和华法林，同时出血风险小，所以，初始抗凝治疗优先选择利伐沙班、达比加群酯、阿哌沙班、艾多沙班这些新型口服抗凝药。

此外，肿瘤患者形成血栓的风险比普通人高，建议患者每天进行适量的运动，促进血液循环，卧床的患者可以躺在床上做肢体锻炼，以减少血流缓慢，形成静脉血栓。

肿瘤患者抗凝期间发生阿司匹林抵抗该如何处理？

心血管疾病和恶性肿瘤是威胁人类健康前两位的“杀手”，随着恶性肿瘤发病率的逐年上升，越来越多合并心血管疾病的肿瘤患者死于非肿瘤原因。临床数据显示，近30%的肿瘤患者因为心血管疾病死亡，恶性肿瘤患者发生深静脉血栓的风险比非肿瘤患者高4~6倍。蒽环类药物导致的心力衰竭最为常见，发生率最高可达48%，很多肿瘤患者在抗肿瘤分子靶向治疗期间心血管毒性反应的发生率为2%~19%。其中，常见的靶向药不良反应之一就是形成血栓，因此，很多肿瘤患者便会服用低剂量阿司匹林，以预防静脉血栓栓塞。在药学门诊咨询期间，经常会有患者咨询“我服用了阿司匹林，为什么还是发生了不良反应？”，主要原因还是发生了“阿司匹林抵抗”。

什么叫“阿司匹林抵抗”？

阿司匹林抵抗分为临床阿司匹林抵抗和生化阿司匹林抵抗。

1　临床阿司匹林抵抗是指患者在服用阿司匹林的情况下，仍然发生了缺血性心血管病事件。

2　生化阿司匹林抵抗是指服用阿司匹林后，实验室指标仍然不能达到预期的抑制血小板聚集的效果，如不能延长出血时间，不能抑制血栓素A2的生物合成和血小板聚集。有研究统计，阿司匹林抵抗在人群中的发生率为8%~45%，可能在开始服用阿司匹林时即出现，也可能在服用一段时间（有效）后才出现。

导致"阿司匹林抵抗"的原因有哪些？

1 患者服药的依从性差。有的患者不是每天规律地服用阿司匹林，不少患者尤其是老年患者经常忘记服药，难以达到药物的有效血药浓度，产生了阿司匹林抵抗现象。

2 服用阿司匹林的剂量太低。有些患者服用的剂量为50mg/d甚至更低，不能产生充分的抗血小板作用，容易发生阿司匹林抵抗现象。

3 同时服用了与阿司匹林有不利相互作用的药物。

4 非动脉粥样硬化因素引起的心血管病，如心源性栓塞、大动脉炎等。

5 人体内代谢酶或受体的基因多态性，如环氧化酶-1、环氧化酶-2及二磷酸腺苷受体P2Y1基因的单核苷酸多态性。

6 血小板经其他途径被激活，环氧化酶-1以外的激活途径，血小板对胶原、二磷酸腺苷敏感性的增加，血栓素的生物合成途径，均不被阿司匹林阻断。

7 患者患有代谢性疾病，如糖尿病、血脂异常和肥胖，以及女性绝经期等。

8 其他因素，如吸烟、精神紧张等。

发生"阿司匹林抵抗"该如何应对？

1 确保患者服药的依从性，坚持长期、规律用药。

2 规范服用阿司匹林的剂量。阿司匹林用于解热镇痛的剂量是500~1000mg。在对心肌梗死、脑卒中等疾病的二级预防中，长期服用阿司匹林的推荐剂量为75~150mg/d，临床上，我们常用100mg/d的阿司匹林肠溶片。在急性心肌梗死或急诊冠状动脉介入术时，需要首剂给予300mg，尽快达到阿司匹林的抗血小板聚集作用。

3 对患者进行整体评估，控制其他因素，如控制血糖、血脂，健康减肥，戒烟，控制情绪等。

4 避免同服影响阿司匹林疗效的药物。同时口服非类固醇抗炎药，尤其是布洛芬，可通过占据阿司匹林作用位点抑制阿司匹林的功效。

5 联合抗血小板治疗。阿司匹林联合氯吡格雷，能够显著减少急性冠脉综合征及冠状动脉介入术后缺血事件的发生率。

阿司匹林价格低廉，使用方便，疗效确切，在用药过程中谨记注意事项，尽可能避免阿司匹林抵抗现象，以发挥此药的最佳药效。

为什么肺癌术后患者需要进行抗凝治疗？

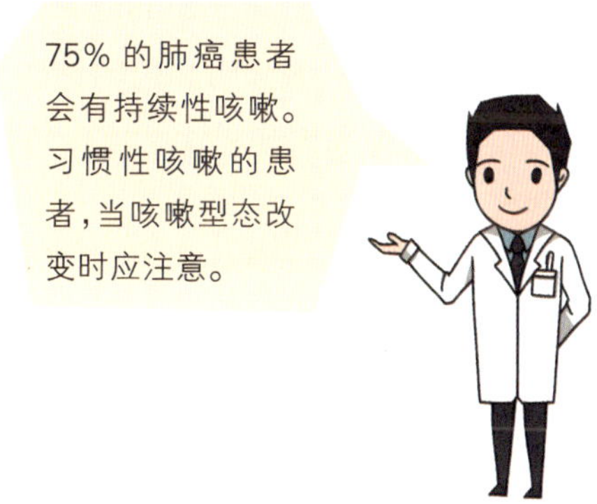
75% 的肺癌患者会有持续性咳嗽。习惯性咳嗽的患者，当咳嗽型态改变时应注意。

肺癌是当今世界发病率、死亡率最高的肿瘤，外科治疗仍然是肺癌患者根治的主要手段。有研究显示，肿瘤在生长和侵袭的过程中均会释出促凝物质，加强血小板凝聚，让血液达到高凝状态。因为肺癌患者的血液是高凝状态，术后创伤也会引起其血管内皮的损伤，所以肺癌是恶性肿瘤中手术后较容易并发静脉血栓的一种，其术后肺动脉栓塞的发生率为0.18%~17.6%，是导致肺癌患者围术期死亡的重要因素之一。因此，预防性抗凝可以显著减少恶性肿瘤患者术后静脉血栓栓塞症的发生。

静脉血栓的发生与肺癌患者的个体因素密切相关，全肺切除或肺叶切除术后，其风险显著高于肺段或楔形切除患者。对于该类患者，需要评估手术前后的危险因素。根据胸部恶性肿瘤围术期静脉血栓栓塞症预防中国专家共识的建议，此类患者的预防性抗凝治疗应在手术前12小时开始。该类患者进行药物治疗时，需要置入颈内静脉导管，导管作为机体的异物，促使纤维蛋白和凝血因子附着在血管壁上，使静脉血栓栓塞风险增加。此外，肺癌患者基因突变也与静脉血栓息息相关。研究显示，恶性肿瘤术后进行4周的预防性抗凝治疗可减少50%以上的静脉血栓栓塞事件。这一现象进一步强调了在胸腔镜肺癌手术患者中制订预防措施的重要性。

目前临床上常用的血栓预防药物是低分子肝素，其在降低静脉血栓栓塞风险的同时，不会显著增加抗凝风险。临床证据还表明，低分子肝素有潜在的抗肿瘤作用。但是，低分子肝素需要每日皮下注射，较为不便，以致其患者用药的依从性较差。最新的美国临床肿瘤学会（ASCO）临床实践指南发现，直接Xa因子抑制剂只需口服固定剂量、不需要监测凝血指标，依从性高，是恶性肿瘤患者预防静脉血栓栓塞症安全有效的替代方法。预防时机也是影响其发生率的一个重要因素。需要注意的是，血栓预防会使静脉血栓栓塞的风险有所降低，但并不能将形成风险降至零，也可能导致预防措施所致的并发症。研究发现，华法林和低分子肝素增加了伤口并发症和浅表或深部组织的感染。因此，是否需要机械预防和药物预防，以及预防措施的选择和用量，应严格遵从医嘱，并根据患者的临床表现和检查结果随时调整预防方案。

乳腺癌患者如何正确进行抗凝治疗?

“宜未雨而筹谋，毋临渴而掘井”是指导乳腺癌患者抗凝治疗的总则。临床发现，不少局部晚期或晚期乳腺癌患者术后或化疗后出现症状性上肢或下肢深静脉血栓，肿瘤患者发生静脉血栓栓塞后严重影响后续治疗，并且会带来巨大的生命安全隐患。因此，制订个体化药物治疗方案，在抗肿瘤治疗的同时预防静脉血栓栓塞再发，出血风险低，患者依从性好，能坚持长期抗凝治疗，已成为乳腺癌合并静脉血栓患者的重要关注点。乳腺癌的治疗主要以手术和化疗为主，化疗常用药物为蒽环类、紫杉类及环磷酰胺等。由于化疗导管置入及化疗药物自身在内的多种因素均可加剧乳腺癌的高凝状态，许多研究显示，女性乳腺癌患者在采用化疗时，血栓事件的发生率增高，接受蒽环类和环磷酰胺辅助化疗患者的研究中，深静脉血栓的发生率高达10%。

根据NCCN、CSCO及ISTH癌症相关静脉血栓指南，对于近段深静脉血栓，建议至少行6个月抗凝，而导管相关深静脉血栓建议在导管留置期间持续抗凝治疗。因此，乳腺癌患者出院后仍需要继续进行抗凝治疗，长期抗凝依然首推低分子肝素，但低分子肝素使用费用高且需要皮下注射，患者的使用意愿较低，希望口服抗凝治疗。临床药师在药学门诊咨询中经常会被问到该如何选择抗凝药物，对此，对华法林及部分新型口服抗凝药直接Ⅹa因子抑制剂及Ⅱa因子抑制剂进行了比较：传统口服抗凝药华法林在既往指南中推荐级别很高，仅次于低分子肝素，其优势是疗效确定、服用方便、价格低廉，但缺点是该药起效缓慢，治疗窗窄，须频繁监测INR；此外，受肝药酶基因多态性的影响，与其他药物存在很多相互作用，在患者的化疗方案中，环磷酰胺及地塞米松均会影响华法林代谢，导致INR的波动，因此，华法林并不作为乳腺癌患者的最佳口服药物选择。新型口服抗凝药在既往癌症相关静脉栓塞指南中推荐级别较低，原因是对肿瘤相关静脉栓塞临床研究少，疗效及安全性不明确。但是近年来，直接Ⅹa因子抑制剂，如利伐沙班、艾多沙班、阿哌沙班等，在肿瘤相关静脉栓塞领域与低分子肝素头对头研究结果陆续发表，如SELECT-D及Hokusai-Cancer。研究结果显示，利伐沙班或艾多沙班与达肝素钠相比，显著降低静脉血栓的复发率，而出血风险略高，基于此，2018年ISTH指南对于低出血风险癌症患者深静脉血栓治疗优先推荐利伐沙班或艾多沙班。

结直肠癌患者如何正确选择抗凝药物？

结直肠癌是常见的恶性肿瘤，化疗药物（包括靶向药物）和根治性手术是目前结直肠癌的主要治疗手段。但患者术后需要长时间卧床，血液回流速度减慢，极易形成静脉血栓，加之受到肿瘤的影响，患者的血液常处于高凝状态，发生静脉血栓的概率较高。同时，手术时对血管内皮细胞造成损伤，使得机体产生较为强烈的应激反应，这进一步增加了静脉血栓形成的风险。现有的临床研究发现：除了经典的化疗药物，非甾体抗炎药特别是阿司匹林，对结直肠癌的血栓防治也有积极的作用。

阿司匹林作为基础抗凝药物，在心血管疾病中已得到广泛应用。近20年来，随着结直肠癌发病率和死亡率的逐年升高，阿司匹林在结直肠癌患者中的应用和影响也逐渐受到关注。一些回顾性的临床研究发现，规律服用阿司匹林的结直肠癌患者不仅收到了很好的抗凝效果，而且肿瘤特异生存率更高，远隔转移率更低。

正确服用阿司匹林也是至关重要的。普通的阿司匹林制剂在胃酸的作用下，分解成水杨酸，对胃肠道有较强的刺激作用，建议餐后服用。但目前主要应用于临床的是阿司匹林的肠溶制剂，在胃内不被胃酸溶解，在小肠内缓慢吸收释放，避免了对胃肠道的直接刺激，建议患者空腹时服用阿司匹林肠溶制剂，可迅速到达小肠部位进行吸收。对于服用剂量，根据指南及专家共识都推荐的最佳用量是每日75~150mg，超过150mg不会增加疗效，只会增加不良反应。

虽然目前不同指南对肿瘤患者抗凝的预防和治疗未提及抗血小板药物阿司匹林，但由于肿瘤患者个体的特殊性，根据临床状况做出个体化药物选择，结合预期寿命、平衡血栓复发和出血风险，决定抗凝药物的选择和疗程，低出血风险的活动性肿瘤患者考虑给予阿司匹林进行抗凝治疗。

■ 肿瘤患者免疫治疗期间该如何使用抗凝药物?

肿瘤免疫治疗是以激发和增强机体的免疫功能，从而达到控制和杀灭肿瘤细胞、预防复发和转移等目的，是目前继手术、放化疗等传统治疗之后的第四大肿瘤治疗技术。血栓和肺栓塞是肿瘤患者仅次于原发性疾病的第二大死亡原因。在疾病发展过程中，10%~15%的肿瘤患者会发生血栓栓塞，如果不经治疗，可能带来灾难性的后果。标准的治疗方法包括应用低分子量肝素和维生素K拮抗剂。但在过去的10年里，如果应用维生素K拮抗剂，就需要定期对患者进行血液检查，以确定维生素K拮抗剂是否摄入过多或不足。维生素K拮抗剂的治疗窗口很窄，给药不足，血栓形成的风险就高；剂量太高，则出血的风险就高。这种差别太小，因此需要定期进行实验室监测。

研究发现，抗凝药物的协同使用也会影响免疫治疗效果。在PD-1/PD-L1抑制剂治疗中，不使用抗凝药物组的患者总生存期为10.9个月，同时使用了抗凝药物组的患者总生存期为6.3个月，减少了42.2%。这里所用的抗凝药物包含口服香豆素类抗凝药（不包括阿司匹林）和低分子量肝素。因此，对于接受免疫治疗的肿瘤患者，推荐新型口服抗凝药物直接Ⅹa因子抑制剂，即非维生素K拮抗剂类口服抗凝药，可通过选择性地与Ⅹa因子的活性位点结合来达到阻断活性位点与底物相互作用的目的，从而抑制凝血酶原活性、延长凝血时间。其代表药物如阿哌沙班、利伐沙班、艾多沙班等，已用于肿瘤患者的静脉血栓栓塞症的治疗。美国国立综合癌症网络（NCCN）指南对阿哌沙班和艾多沙班的推荐等级高于利伐沙班。

总体来说，直接Ⅹa因子抑制剂口服起效快，与食物和常用药物之间相互作用较少，无须监测常规凝血指标；并且剂量的个体差异小，只需要固定剂量服用，对医生和患者均较方便，现已成为肿瘤治疗和预防静脉血栓的首选药物之一。此外，作为第一种被批准上市的新型抗凝药达比加群酯是一种竞争性、选择性和可逆转的直接凝血酶抑制药。NCCN指南推荐在治疗肿瘤患者深静脉血栓时，达比加群酯是在不适用阿哌沙班和艾多沙班的情况下可选择的口服抗凝药物。

为什么肿瘤患者在抗凝期间要慎用止痛药？

癌痛是肿瘤患者面临的一个普遍性问题。有效的止痛治疗，尤其对于癌症晚期患者，可明显提高其生活质量。对于癌痛的治疗，止痛药扮演着至关重要的角色。目前对于癌痛的治疗主要遵循三阶梯治疗法：对于轻度疼痛的患者，应主要选用非甾体解热镇痛剂；若为中度疼痛，应选用弱阿片类药物，曲马朵、可待因较为常用；若为重度疼痛，应选用强阿片类药物。对于需要进行抗凝预防或治疗的肿瘤患者，如口服抗凝药华法林的患者，在服用止痛药期间，需要特别关注其药物的相互作用。

华法林是一种高危药品，如果使用不当，可带来严重的后果。很多药物均能够影响华法林的效果，引起抗凝强度的增强或减弱。曲马朵是癌痛治疗中的常用药物之一，其说明书中的“药物相互作用”一项中写有“有个别报道与香豆素抗凝药相互作用导致INR增加”。曲马朵和华法林有一个共同的代谢途径——CYP_3A_4，这很可能是由于两种药物产生相互作用，导致华法林的抗凝作用增强。与阿司匹林等非甾体抗炎药联合使用时，可能导致药效学相互作用和重度出血并发症。因此，对于服用止痛药的肿瘤患者，如必须合并服用抗凝药物，可选择新型口服抗凝药，主要包括直接Xa因子抑制剂（利伐沙班、阿哌沙班和艾多沙班）和直接凝血酶（Ⅱa因子）抑制剂（达比加群酯）。其中利伐沙班和阿哌沙班均主要通过CYP介导的（CYP_3A_4、CYP_2J_2）肝代谢消除，同时也是P-糖蛋白的底物。因此，应避免利伐沙班或阿哌沙班与具有CYP_3A_4和P-糖蛋白抑制特性的药物（如酮康唑、伊曲康唑）联合应用，因为这可能会减少其消除，并显著增加全身暴露，从而导致过度抗凝。同时，利伐沙班与非甾体药物等止痛药联用时须谨慎。达比加群酯是唯一不被CYP酶代谢的新型口服抗凝药，因此，药物相互作用的可能性较低。在癌痛患者止痛治疗的同时，可以建议选择使用达比加群酯。

肿瘤患者口服靶向药物治疗期间漏服抗凝药物怎么办?

近年来，我国肿瘤患者血栓栓塞性疾病的发病率显著增加，而抗凝药物作为临床上防治血栓栓塞性疾病的常用药物，能防止血管内血栓的形成和脱落堵塞等过程。由于肿瘤患者疾病的特殊性，很多患者在接受抗凝治疗期间，同时服用抗肿瘤药物，因此很容易造成其中某一种药物的漏服或者错服，那么，当发生这种现象时，我们该如何做呢?

华法林的血浆半衰期大约是37小时，一般每日给药1次，饭前、饭后均可，但是在每天的同一时间吃药效果更好。如果华法林在固定时间之后的4小时内漏服1次，可以补上当天的药量；如果忘记时间超过4小时，则不用再补上，第二天还是维持原来的服药时间和剂量，无须药量加倍。对于新型抗凝药物，如每日1次给药的利伐沙班、艾多沙班、贝曲沙班，如果漏服时间小于固定服药时间的12小时，则可补服一日剂量；如果超过12小时，则不必补，次日按照常规时间和剂量服用，不用剂量加倍。如果一日误服了双倍剂量，次日按照常规服用，不用剂量减半。每日2次给药的利伐沙班、阿哌沙班、达比加群酯，如果漏服时间小于固定服药时间的6小时，则可补服一日剂量；如果超过6小时，则不必补，下次给药时按照常规服用，不用剂量加倍。如果一次误服双倍剂量，则中间停用一次，次日按照常规服用，不用剂量减半。